Mitarbeiterschutz durch Impfungen

Infektionsprävention im Gesundheitswesen

AF864977

U. Ballies

Mitarbeiterschutz durch Impfungen

Infektionsprävention im Gesundheitswesen

BEHR'S...VERLAG

Bibliografische Information der Deutschen Nationalbibliothek

Die Deutsche Nationalbibliothek verzeichnet diese Publikation in der Deutschen Nationalbibliografie; detaillierte bibliografische Daten sind im Internet über http://dnb.dnb.de abrufbar.

ISBN: 978-3-95468-808-1

© Behr's GmbH · Averhoffstraße 10 · 22085 Hamburg

Tel. 00 49 / 40 / 22 70 08-0 · Fax 00 49 / 40 / 220 10 91
E-Mail: info@behrs.de · Homepage: http://www.behrs.de

1. Auflage 2021

Alle Rechte – auch der auszugsweisen Wiedergabe – vorbehalten. Herausgeber und Verlag haben das Werk mit Sorgfalt zusammengestellt. Für etwaige sachliche oder drucktechnische Fehler kann jedoch keine Haftung übernommen werden.

Geschützte Warennamen (Marken) werden nicht besonders kenntlich gemacht. Aus dem Fehlen eines solchen Hinweises kann nicht geschlossen werden, dass es sich um einen freien Warennamen handelt.

Aus Gründen der besseren Lesbarkeit wird auf die gleichzeitige Verwendung männlicher und weiblicher Sprachformen verzichtet, sondern die männliche Sprachform gewählt. Sämtliche Personenbezeichnungen gelten selbstverständlich gleichermaßen für alle Geschlechter.

Vorwort

Beschäftigte im Gesundheitswesen haben gegenüber der Normalbevölkerung ein deutlich höheres Erkrankungsrisiko, insbesondere für übertragbare Infektionskrankheiten. Ihr Gesundheitszustand hängt im Wesentlichen von zwei Faktoren ab: Erstens von der Einhaltung des Arbeitsschutzgesetzes am jeweiligen Einsatzort, zweitens von der Umsetzung der Hygienemaßnahmen gemäß Infektionsschutzgesetz.

Eine der wirksamsten Maßnahmen des Infektionsschutzes ist die Impfung gegen impfpräventable Infektionskrankheiten. Die in Teilen der Bevölkerung zu beobachtende sogenannte „Impfmüdigkeit" nimmt Beschäftigte im Gesundheitswesen keineswegs aus. Trotz ihrer langen Erfolgsstory sind Impfungen weiterhin auch unter den medizinischen Heilberufen umstritten.

Diese Broschüre zeigt, dass die Impfmedizin auf der einen Seite eine beeindruckende Erfolgsgeschichte hat. Impfprogramme haben zu einen einem deutlichen Anstieg der Lebenserwartung geführt und sollten eigentlich ein starkes Argument für die Teilnahme sein. Das dem nicht so ist, hängt mit der Wahrnehmung des persönlichen Risikos zusammen. Kapitel 2 zeigt am Beispiel der Masern auf, wie wenig erfolgreich die Appelle der WHO verliefen und warum die gesetzliche Regelung notwendig wurde.

Hatten wir anfangs noch die Hoffnung, die Corona-Pandemie durch konsequente Präventivmaßnahmen in den Griff zu bekommen, so ist es spätestens seit Beginn der zweiten Welle offensichtlich, dass nur ein effektiver Impfschutz gegen Sars-Covid-2 als „Pandemie-Brecher" helfen kann.

Das Kapitel 7 kommentiert das Masernschutzgesetz. Es ist anzunehmen, dass auch für die Corona-Schutzimpfung eine vergleichbare gesetzliche Regelung notwendig sein wird, wenn der zugelassene Impfstoff bereitsteht.

Dann werden sich die Impfgegner laut zu Wort melden. Ihre Argumente sind zwar wenig überzeugend, dafür aber omnipräsent. Als Arbeitgeber oder Betriebsarzt sollten Sie diese gehört und überzeugende Antworten parat haben. Lesen Sie dazu die Diskussion im Kapitel 2.2.8.1.

Die Impfungen zum Arbeitsschutz werden in Kapitel 4 beschrieben. Daneben gehört zu den von der STIKO empfohlenen Impfungen auch die Individualprophylaxe nach dem Kontakt mit Infektionserregern. Kapitel 5 geht auf die Postexpositionsprophylaxe ein.

Abschließend erläutert das Kapitel 8, was Sie zum Impfschutz gegen das Corona-Virus wissen müssen, um Ihre Mitarbeiter bestmöglich gegen COVID-19 zu schützen.

Dazu wird Ihnen diese Lektüre eine praktische Hilfe sein.

Dr. Ulla Ballies

Autorin

Dr. med. Ulla Ballies

Studium der Medizin in Münster und Wien, postgraduierten Studium am C.S. Mott Center for Human Growth and Development in Detroit/USA. Fachärztin für Mikrobiologie und Infektionsepidemiologie und Fachärztin für Laboratoriumsmedizin. Seit 1989 niedergelassene Ärztin für Laboratoriumsmedizin und Ärztin für Mikrobiologie und Infektionsepidemiologie in Kaiserslautern, seit 1991 in Kiel.

Sie ist Autorin mehrerer Fachbücher zu den normativen Vorgaben und Rechtsgrundlagen im Gesundheitswesen und außerdem Herausgeberin des Loseblattwerks „Hygienepraxis im Gesundheitswesen" des Behr's Verlags.

Inhaltsverzeichnis

1 Geschichte der Impfmedizin

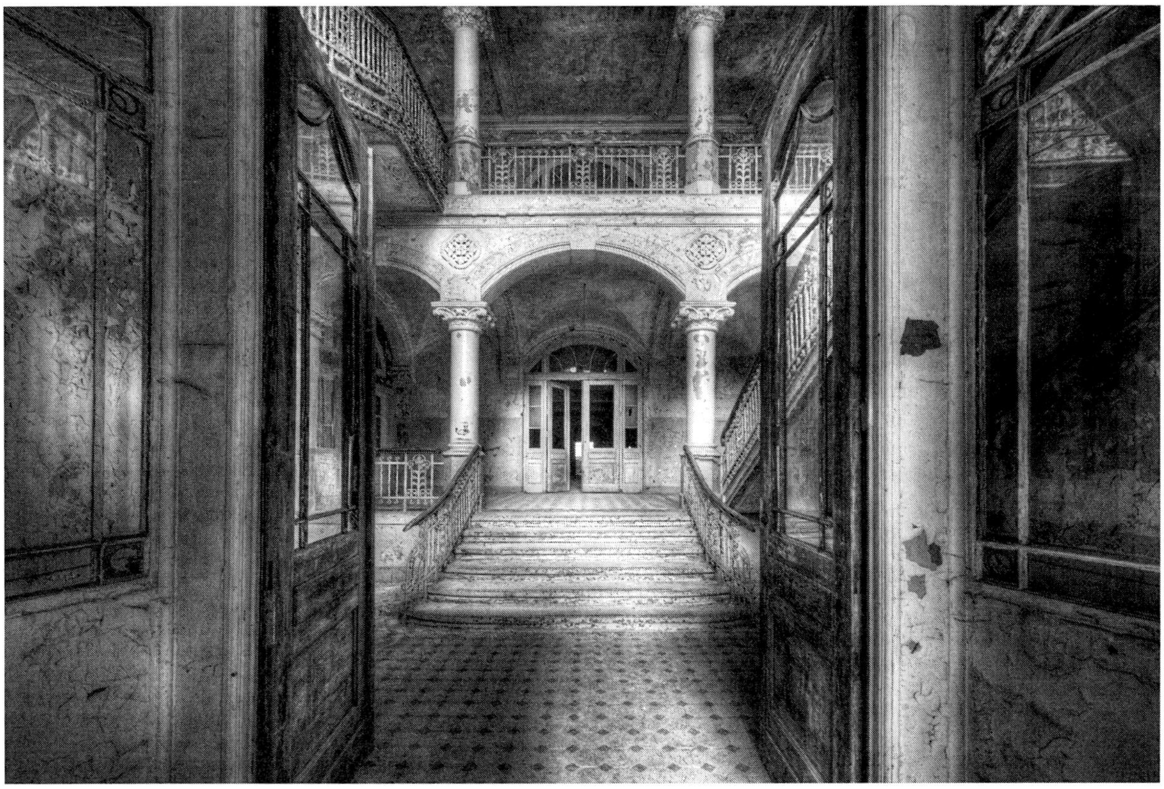

Abb. 1-1 Die ehemalige TBC-Heilstätte Beelitz bei Berlin. Quelle: Fotolia

Der TV-Sechsteiler „Charité" hat eindrucksvoll vor Augen geführt, wie Infektionskrankheiten ohne die Errungenschaften der Impfmedizin dazu führten, dass den Ärzten ihre Patienten unter den Händen wegstarben. Die heutige Generation kennt die Schrecken von Diphtherie und Pertussis bei Kindern allenfalls noch vom Hörensagen, und dass die Spanische Grippe im Gefolge des Ersten Weltkriegs mehr Tote forderte als der Krieg selbst, ist längst Geschichte. Die Krux der Impfung ist ihr Erfolg. Wir haben uns daran gewöhnt, dass der Aufbau einer Herdenimmunität dazu geführt hat, Epidemien in unseren Breiten selten zu erleben. Die in jüngster Vergangenheit immer wieder aufgetretenen Masernausbrüche zeigen allerdings, wie sich Impflücken auswirken. Impfungen sind – neben der Hygiene – die tragenden Säulen in der Prävention von Infektionskrankheiten.

1.1 Die Erfolgsgeschichte des Impfwesens

Der Zeitraum zwischen der ersten Vakzination gegen Pocken 1796 durch Edward Jenner (den Begründer der wissenschaftlichen Vakzinologie) und der Weltgesundheitsversammlung 1980, auf der die Welt feierlich als frei von Pocken erklärt wurde, umfasst gerade einmal 150 Jahre. Seit der bahnbrechenden Pionierleistung Jenners entwickelten Forscher eine Vielzahl weiterer Schutzimpfungen, die vor Infektionskrankheiten mit schweren Folgeschäden und oft tödlichem Ausgang wirksam schützen.

Etwa 100 Jahre nach Jenners Impfpremiere führten die Entdeckungen der Bakteriologie durch Robert Koch und seinen Mitarbeitern zur Aufklärung der Ätiologie menschlicher Infektionskrankheiten und letztendlich auch zur Entwicklung der Humanimpfstoffe durch Louis Pasteur und Mitstreiter. Die erste Hälfte des 20. Jahrhunderts war geprägt von entscheidenden Fortschritten der Impfstoffentwicklung:

- Attenuierte Lebendimpfstoffe zum Schutz vor Tuberkulose und Gelbfieber,
- inaktivierte Vollbakterien – bzw. Vollvirus – Impfstoffe gegen Fleckfieber, Influenza, Mumps und Pertussis
- Toxoid-Impfstoffe gegen Diphtherie und Tetanus

fanden Eingang in die Impfpraxis.

Die zweite Hälfte des vergangenen Jahrhunderts gilt als das Goldene Zeitalter der Impfstoffentwicklung: Die Virusvermehrung in der Zellkultur ermöglichte die Entwicklung attenuierter[1] Lebendvirusimpfstoffe zur Prävention von Poliomyelitis, Masern, Mumps, Röteln, Varizellen, FSME und Hepatitis A. Es kam auch ein attenuierter bakterieller Lebendimpfstoff gegen Typhus auf dem Markt. Es folgten die Polysaccharid-Impfstoffe gegen Haemophilus influenzae, Meningokokken und Pneumokokken als Erreger invasiver bakterieller Erkrankungen im Kindesalter. 1986 gelang die Herstellung des ersten gentechnisch produzierten Hepatitis B-Impfstoffes, ein Meilenstein auf dem Weg der Krebsprophylaxe durch Impfung.

Im ersten Jahrzehnt dieses Jahrhunderts ging die Entwicklung weiter mit dem Rotavirus-Impfstoff, den multivalenten Meningokokken – und Pneumokokken – Impfstoffen sowie mit dem HPV-Impfstoff als einer weiteren krebsverhütenden Impfung.

Die Impfprophylaxe gehört zu den sichersten und erfolgreichsten Maßnahmen des vorbeugenden Gesundheitsschutzes. Sie ermöglicht:

- einen Individualschutz für die geimpfte Person
- einen indirekten Teilschutz für Ungeimpfte (Herdenimmunität)
- die Prävention der regionalen Ausbreitung impfpräventabler Krankheiten durch Riegelungsimpfungen
- die regionale Elimination bzw. weltweite Eradikation impfpräventabler Krankheiten.

Die Schnelligkeit, mit der sich Impfempfehlungen ändern, neue Impfstoffe zugelassen werden und am Markt verfügbar sind, macht die Orientierung auf dem Gebiet impfpräventabler Erkrankungen nicht gerade einfach.

Das folgende Kapitel soll helfen, sich über den Stellenwert der Impfungen in der Infektionsprävention zu informieren.

[1] attenuiert = abgeschwächt

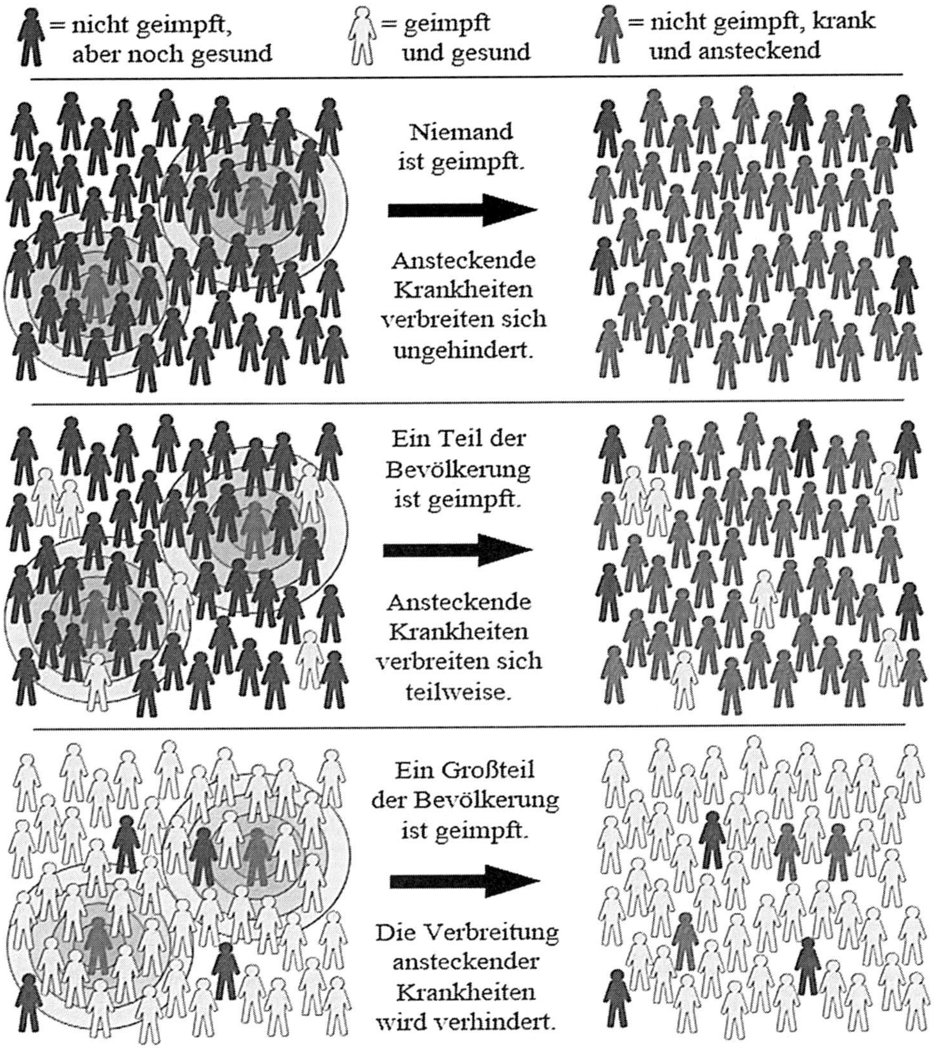

Abb. 1-2 Herdenimmunität. Quelle: Von Tkarcher – Eigenes Werk, CC BY-SA 4.0, https://commons.wikimedia.org/w/index.php?curid=56760604

1.2 Impfprogramme als Bestandteil der nationalen und weltweiten Gesundheitspolitik

Der Gesundheitszustand der Weltbevölkerung hängt im Wesentlichen von zwei Faktoren ab:

Hygienische Lebensbedingungen und Impfprävention von Infektionskrankheiten. Die Verbesserung der Umwelthygiene, insbesondere die Bereitstellung sauberen Trinkwassers, und die Erfolge der Impfprävention in den letzten 200 Jahren haben zu einem deutlichen Anstieg der Lebenserwartung geführt. Nach Einschätzung der Weltbank stellen Impfprogramme dabei eine der besonders kostengünstigen Maßnahmen dar.

Impfwesen „Made in Germany“ – vorbildlich?

Das deutsche Impfwesen gilt im internationalen Vergleich als vorbildlich. Die Rahmenbedingungen sind u. a. im Sozialgesetzbuch V und im Infektionsschutzgesetz verankert. Der Staat kommt seiner Verantwortung für das Impfwesen nach und hat alle Bereiche

- Produktion und Marktzulassung der Impfstoffe,
- Aufklärung und Information der Bevölkerung,
- Surveillance von Impfnebenwirkungen sowie
- Kostenerstattung bei öffentlich empfohlenen Impfungen prinzipiell gesetzlich geregelt.

Die **Ständige Impfkommission am Robert Koch-Institut (STIKO)** hat als einzige Kommission in Deutschland einen gesetzlichen Auftrag zur Erstellung von Impfempfehlungen. Die STIKO hat sich in den letzten zehn Jahren sehr strenge Arbeitsregeln in Form von „standard operating procedures“ (SOP) gegeben, die im Internet zugänglich sind.

Im Vorfeld einer jeden neuen Empfehlung werden alle verfügbaren Daten einer Impfung bezüglich Wirksamkeit, Verträglichkeit, Effektivität, evtl. Nebenwirkungen etc. analysiert. Diese Daten werden den verfügbaren Daten zur Epidemiologie und nationalen Bedeutung der Krankheit, gegen die die Impfung eingesetzt werden soll, gegenübergestellt. Auf Basis dieser Daten geht das STIKO-Expertengremium letztlich der gesundheitsökonomischen Frage nach, was es kostet, mit einer Impfung einen Krankheitsfall zu verhindern. Nach Klärung all dieser Sachverhalte muss schließlich noch eruiert werden, ob und wie eine neue Impfung in den bestehenden Impfkalender integriert werden kann. Die STIKO als ehrenamtliches Experten-Gremium sah sich in der Vergangenheit immer wieder mit der Unterstellung konfrontiert, ihre Empfehlungen seien von den Impfstoffherstellern beeinflusst. Seit die STIKO den standardisierten Prozess der Entwicklung einer Impfempfehlung sowie mögliche Befangenheiten der Kommissionsmitglieder vollständig offenlegt, sind derlei Vorwürfe seltener geworden.

Das Infektionsschutzgesetz weist den obersten **Landesgesundheitsbehörden** die Verantwortung für die Impfaufklärung und -förderung zu, und diese nehmen ihre Verantwortung auch sehr ernst.

Die Rahmenbedingungen für das Impfwesen in Deutschland mögen also gut sein, die Umsetzung des Impfgedankens ist suboptimal. Bisher mangelt es an der Koordination der verschiedenen Akteure und Aktionen. Nach wie vor fehlt in Deutschland – im Gegensatz zu vielen anderen Ländern – ein Nationaler Impfplan.

Die Entwicklung eines Nationalen Impfplans ist bis heute lediglich eine Absichtserklärung von Bund und Ländern:

- Der Nationale Impfplan soll über die komplexe Organisation des deutschen Impfwesens informieren und Transparenz für die Fachwelt und für die interessierte Öffentlichkeit schaffen.
- Bund und Länder sollen gemeinsame Ziele für das Impfwesen in Deutschland und zu einzelnen impfpräventablen Erkrankungen formulieren.
- Die Ziele sollen mit den anderen für das Impfen zuständigen Partnern abgestimmt, in den Nationalen Impfplan aufgenommen und evaluiert werden.

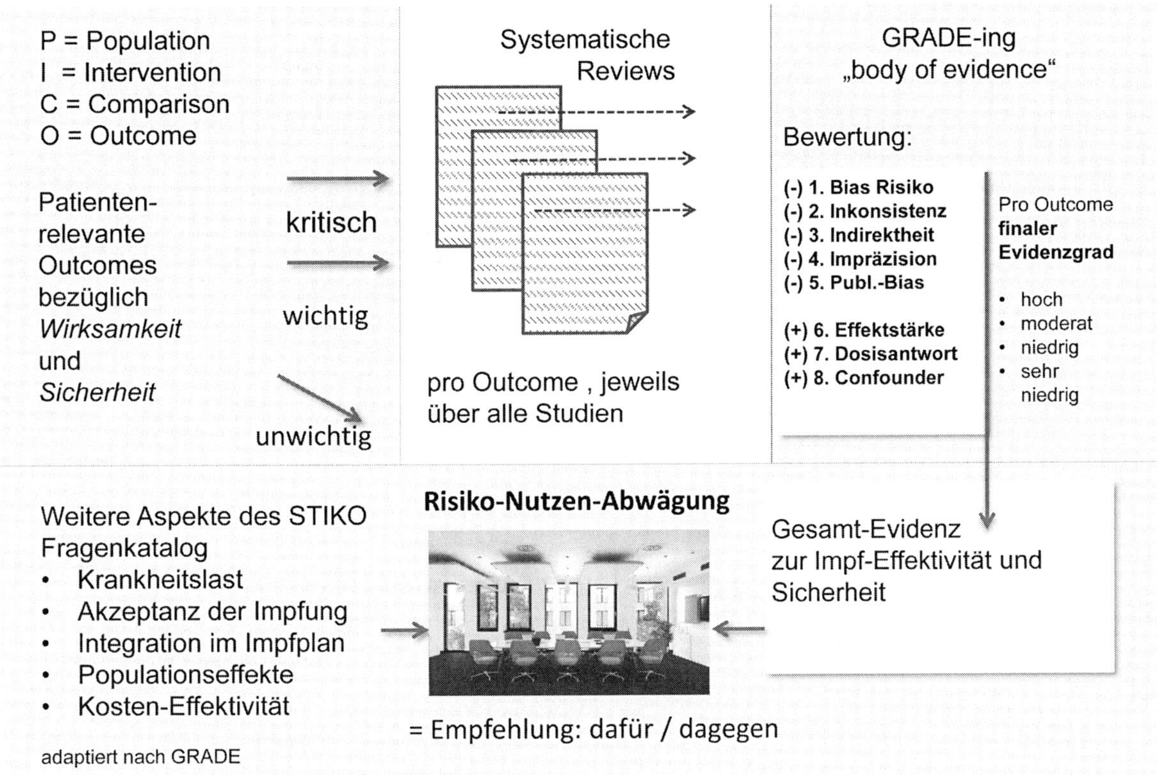

Abb. 1-3 SOP zur Erstellung von Impfempfehlungen der STIKO.
Grafik: A. Reincke in Anlehnung an Wichmann [17]

Die alle zwei Jahre stattfindenden **Nationalen Impfkonferenzen** sollen Zwischenergebnisse vorstellen und diskutieren, sowie weitere gemeinsame Ziele vereinbaren. Drei Nationale Impfkonferenzen und der Versuch eines Nationalen Impfplans haben die Situation bei impfpräventablen Infektionskrankheiten bisher allerdings nicht positiv beeinflussen können.

Die **Nationale Verifizierungskommission Masern/Röteln (NAVKO)** kommt 2015 zu dem ernüchternden Fazit:

> „Aufgrund der vorliegenden Daten ließ sich nicht feststellen, dass das bestehende nationale gesundheitspolitische Bekenntnis zur Elimination der Masern und Röteln allgemein zu konzentrierten Maßnahmen geführt hat, die nachweislich auf Bundesebene zu einer Verbesserung der epidemiologischen Lage führen".

Rabattverträge als „Impfbremse"

Wir erinnern uns:
Seit 2011 hatte die damalige Bundesregierung mit dem Arzneimittelmarktneuordnungsgesetz (AMVSG) den Krankenkassen ermöglicht, Impfstoffe für Schutzimpfungen auszuschreiben und dafür entsprechende Rabattverträge abzuschließen. Die Katastrophe ließ nicht lange auf sich warten: Die Grippesaison 2012/13 endete im Norden Deutschlands im Chaos, weil der erwählte Exklusivlieferant für den Influenza-Impfstoff wochenlang nicht liefern konnte. In den folgenden Jahren gab es immer wieder

Lieferprobleme. Ärzteverbände, Kassenärztliche Vereinigungen und Impfexperten wurden nicht müde, ihre Kritik zu äußern und öffentlich darauf hinzuweisen, wie kontraproduktiv angesichts der in Deutschland ohnehin verbreiteten Impfmüdigkeit nun auch noch Engpässe bei der Bereitstellung von Impfstoffen wirken. Gut sechs Jahre nach Einführung der Ausschreibung von Impfstoffen hat die Politik endlich die Reißleine gezogen: Mit dem Ende April 2017 in Kraft getretenen AMVSG wurde die bisherige Möglichkeit, Impfstoffe auszuschreiben und Rabattverträge abzuschließen, aus dem Gesetz gestrichen. Künftig sollen also die Impfstoffe aller Hersteller für die Versorgung zur Verfügung stehen. Damit sollte nicht nur die Sicherstellung der Versorgung gewährleistet sein. Sondern der jeweils impfende Arzt darf auch entscheiden, welche Impfstoffe er zur Prophylaxe der saisonalen Influenza im Einzelfall anwenden will. Also z. B. einen Grippeimpfstoff mit höherer Immunogenität bei älteren Probanden.

1.3 Empfehlungen der STIKO

Deutschland verfügt über den umfassendsten Impfkalender in Europa. Alle von der Ständigen Impfkommission (STIKO) empfohlenen Impfungen werden auch von den Krankenkassen bezahlt.

Dennoch ist es um den Impfschutz in unserem Land vergleichsweise schlecht bestellt. Vor allem bei Jugendlichen und jungen Erwachsenen gibt es unbefriedigende Impfquoten, die zum Teil seit Jahren stagnieren oder sogar rückläufig sind. Die Gründe dafür sind vielfältig, Impfangst gehört auch dazu.

Man sagt uns Deutschen gerne ein hohes Maß an Ängsten vor dem Leben an sich nach: Die „German Angst", diese unbegründete diffuse Furcht vor allem und jedem: Angst vor dem Waldsterben, Angst vor der Atomenergie, Angst vor einem erneuten Golfkrieg, Angst vor der Flüchtlingskrise, Angst vor dem Klimawandel. Zum Amüsement unserer Nachbarländer haben wir Deutschen ständig Angst vor irgendwas und stehen uns damit gern selbst im Wege. Und dann ist da noch die Angst vorm Impfen. Vor dem Impfen an sich. Die Tätowiernadel macht keine Angst, die Impfnadel aber schon. Dazu die Angst vor den Impfschäden. Je weniger Impfschäden wissenschaftlich belegt sind, umso größer die Angst vor ihnen. Nichts scheint sich hartnäckiger zu halten als „Fake News" von Impfgegnern: Impfen macht Kinder zu Autisten, und Impfungen fördern Allergien. Nichts davon hält einer wissenschaftlichen Überprüfung stand. Dennoch werden Diskussionen über den Nutzen von Impfungen zunehmend schwieriger.

Durchimpfungsraten können immer nur so hoch sein wie die Akzeptanz von Schutzimpfungen als wichtige Präventivmaßnahme in der jeweiligen Gesellschaft.

Akzeptanz oder Ablehnung von Impfungen als präventivmedizinische Maßnahme hängen von zahlreichen Einflussfaktoren ab: Sowohl strukturelle und organisatorische Faktoren im Gesundheitswesen als auch soziale, kulturelle, historische und ideologische Faktoren beeinflussen diesen Entscheidungsprozess. Regelmäßig wiederkehrende Masernausbrüche und die daraus resultierende öffentliche Diskussion zeigen, wie Deutschland in puncto Impfkultur aufgestellt ist.

Die mediale Darstellung der Haltung, die Befürworter und Gegner zum Thema Impfen einnehmen, ist alles andere als evidenzbasiert. Die einen reden vom „Verharmlosungsdrama" der Masern im sog. Bildungsbürgertum, andere halten die vielzitierten „Masernpartys grenzdebiler Eltern" für eine hartnäckige urbane Legende. Über die tatsächlichen Ursachen der Ambivalenz den empfohlenen Impfungen gegenüber ist wenig bekannt. Die Psychologie der individuellen Impfentscheidungen ist eine komplexe Materie und keineswegs bereits zufriedenstellend erforscht. Relativ gut verstanden scheint bisher nur der Einfluss der subjektiven Wahrnehmung und der Bewertung von Risiken auf die Entscheidung pro oder kontra Impfung.

Impfung	Alter in Wochen	Alter in Monaten									Alter in Jahren							
	6	2	3	4	5–10	11*	12	13–14	15	16–23	2–4	5–6	7–8	9–14	15–16	17	ab 18	ab 60
			U4		U5	U6				U7	U7a/U8	U9	U10	U11/J1		J2		
Rotaviren	G1[a]		G2	(G3)														
Tetanus[b]		G1		G2		G3[c]						A1		A2			A[e]	
Diphtherie[b]		G1		G2		G3[c]						A1		A2			A[e]	
Pertussis[b]		G1		G2		G3[c]						A1		A2			A3[e]	
Hib[b] *H. influenzae* Typ b		G1		G2		G3[c]												
Poliomyelitis[b]		G1		G2		G3[c]								A2				
Hepatitis B[b]		G1		G2		G3[c]												
Pneumokokken[b]		G1		G2		G3[c]												S[g]
Meningokokken C							G1											
Masern						G1			G2								S[f]	
Mumps, Röteln						G1			G2									
Varizellen						G1			G2									
HPV Humane Papillomviren														G1[d] G2[d]				
Herpes zoster																		G1[h] G2[h]
Influenza																		S (jährlich)

a Erste Impfstoffdosis bereits ab dem Alter von 6 Wochen, je nach verwendetem Impfstoff 2 bzw. 3 Impfstoffdosen im Abstand von mind. 4 Wochen
b Frühgeborene: zusätzliche Impfstoffdosis im Alter von 3 Monaten, d. h. insgesamt 4 Impfstoffdosen
c Mindestabstand zur vorangegangenen Dosis: 6 Monate
d Zwei Impfstoffdosen im Abstand von mind. 5 Monaten, bei Nachholimpfung beginnend im Alter > 14 Jahren oder bei einem Impfabstand von < 5 Monaten ist zwischen 1. und 2. Dosis eine 3. Dosis erforderlich
e Td-Auffrischimpfung alle 10 Jahre. Nächste fällige Td-Impfung einmalig als Tdap- bzw. bei entsprechender Indikation als Tdap-IPV-Kombinationsimpfung
f Einmalige Impfung mit einem MMR-Impfstoff für alle nach 1970 geborenen Personen ≥ 18 Jahre mit unklarem Impfstatus, ohne Impfung oder mit nur einer Impfung in der Kindheit
g Impfung mit dem 23-valenten Polysaccharid-Impfstoff
h Zweimalige Impfung mit dem adjuvantierten Herpes-zoster-Totimpfstoff im Abstand von mindestens 2 bis maximal 6 Monaten
* Impfungen können auf mehrere Impftermine verteilt werden. MMR und V können am selben Termin oder in 4-wöchigem Abstand gegeben werden

Empfohlener Impfzeitpunkt — Nachholimpfzeitraum für Grund- bzw. Erstimmunisierung aller noch nicht Geimpften bzw. für Komplettierung einer unvollständigen Impfserie

Erläuterungen: G Grundimmunisierung (in bis zu 3 Teilimpfungen G1–G3), A Auffrischimpfung, S Standardimpfung

Abb. 1–4 Empfehlungen der STIKO. Stand August 2020. [18]

Tab. 1-1 Bundesweite Unterschiede der Masern-Impfraten. Stand Dezember 2017.
Quelle RKI. BW = Baden-Württemberg, BY = Bayern, NI = Niedersachsen, RP = Rheinland-Pfalz, SN = Sachsen, TH = Thüringen [3]

		Erste Masern-Impfung, Alter 15 Mo.			**Zweite Masern-Impfung, Alter 24 Mo.** (ohne SN)		
		Bundesland	**Region**	**Impfquote**	**Bundesland**	**Region**	**Impfquote**
Oberste Fünf	1	RP	Stadt Zweibrücken	97,5	NRW	LK Rhein-Kreis Neuss	89,1
	2	BY	LK Schweinfurt	96,5	NI	LK Peine	86,7
	3	BY	Stadt Ansbach	96,4	RP	LK Sadwestpfalz	86,5
	4	TH	Stadt Jena	96,3	BY	Stadt Ansbach	85,9
	5	BY	Stadt Erlangen	96,3	RP	Stadt Pirmasens	8S,9
Unterste Fünf	1	SN	LK Görfitz	72,4	BW	LK Main-Tauber-Kreis	41,5
	2	BY	LK Freyung-Grafenau	73,0	BW	Stadt Ulm	47,0
	3	BW	LK Hohenlohekreis	73,5	BW	LK Hohenlohekreis	50,1
	4	SN	LK Erzgebirgskreis	75,1	TH	Stadt Gera	53,2
	5	BW	LK Freudenstadt	75,1	BW	LK Alb-Donau-Kreis	55,6

2 Unterlassung des präventiven Verhaltens

Ein Teil der Bevölkerung befindet sich im sog. Impfdilemma: auch ohne dass ausgeprägte Impfskepsis vorliegt, entscheiden sich diese Personen nach Abwägung zwischen subjektiv hoch eingeschätztem Impfrisiko und subjektiv niedrig wahrgenommenem Erkrankungsrisiko derzeit eher gegen eine Impfung. Die geringe Wahrscheinlichkeit einer Impfnebenwirkung wiegt psychologisch schwerer als die meist zweifelsfrei erkannte Schutzwirkung der Impfung. Hinzu kommt, dass das persönliche Risiko, an der betroffenen Infektion zu erkranken, niedriger eingeschätzt wird, als es tatsächlich ist.

Die gesundheitspsychologische Erforschung dieses „optimistischen Fehlschlusses" als einer zentralen Ursache für die Unterlassung präventiven Verhaltens könnte der Schlüssel zur Lösung des Problems sein. Bisherige Ansätze, diese subjektive Fehleinschätzung zu korrigieren, waren bisher jedoch wenig erfolgreich. Insbesondere die Vermittlung allgemeiner Risikoinformationen hat sich als nicht effektiv zur Korrektur der selbstbezogenen Risikowahrnehmung erwiesen. Das Potenzial gesellschaftspolitischer Einflussnahme auf die Impfkultur ist ebenfalls nicht hinreichend untersucht. Bisher sind alle Versuche, die prinzipiell durchaus Impfwilligen davon zu überzeugen, sie müssten jetzt ihrer gesellschaftlichen Verantwortung nachkommen und zu höheren Durchimpfungsraten in der Bevölkerung beitragen, gescheitert. Inwieweit sozialer Druck, etwa in Form des moralischen Zeigefingers, das Impfverhalten von Trittbrettfahrern, die vom sog. Herdenschutz profitieren, sich und ihre Kinder aber nicht impfen lassen, günstig beeinflussen kann, ist ebenso unsicher wie die Wirkung sozialer Motive in der Impfaufklärung.

Vor der Impfentscheidung sind alle gleich!

Erkenntnisse der Einstellungstheorie können zum Verständnis des Impfdilemmas beitragen: Auch bei Gesundheitsentscheidungen kann der Mensch zugleich eine Einstellung dafür und dagegen haben, kann also wissen, dass Impfen sinnvoll ist, zugleich aber Vorbehalte gegen die Durchführung der Impfung haben. In dieser „Zwittersituation" können also rationale Gegenargumente und emotionale Vorbehalte handlungsbeeinflussend sein. Je mehr hin und her überlegt wird, umso weniger wird eine klare Entscheidung für die Impfung getroffen, das Ganze wird erst mal verschoben. Bei derlei Prozessen ist es egal, ob man Bildungsbürger, Arzt oder Krankenschwester ist.

Der teilweise ungenügende Wissensstand auch beim medizinischen Personal, Ärzte inklusive, über die Sicherheit und die Effektivität der Impfstoffe erhöht die Verunsicherung bei der Risikowahrnehmung und damit letztendlich die Entscheidungsfindung pro oder contra Impfung.

Eigentlich sollte man erwarten, dass Angehörige medizinischer Berufe grundsätzlich präventivmedizinisch orientiert sind und sich vorbildlich in Sachen Impfschutz verhalten. Insbesondere sollte man erwarten, dass die Ärzteschaft den Impfgedanken konsequent und engagiert vertritt und fördert. Bei dieser Erwartung setzen wir voraus, dass sich medizinisch ausgebildete Personen auf ihrem Gebiet immer besonders gut informieren, ihre Sachkenntnis immer rational und konsequent zur Grundlage ihrer Entscheidungsfindung machen und sich bei ihrem Handeln grundsätzlich an einer hochgelegten ethischen Messlatte orientieren. Dieses Ideal entspricht aber nicht unbedingt der Realität.

In Deutschland sind die Impfquoten für das medizinische Personal insgesamt viel zu niedrig. Impflücken bei Beschäftigten im Gesundheitswesen sind also Fakt, nicht nur bei der jährlichen Influenza-Impfung, Tendenz steigend.

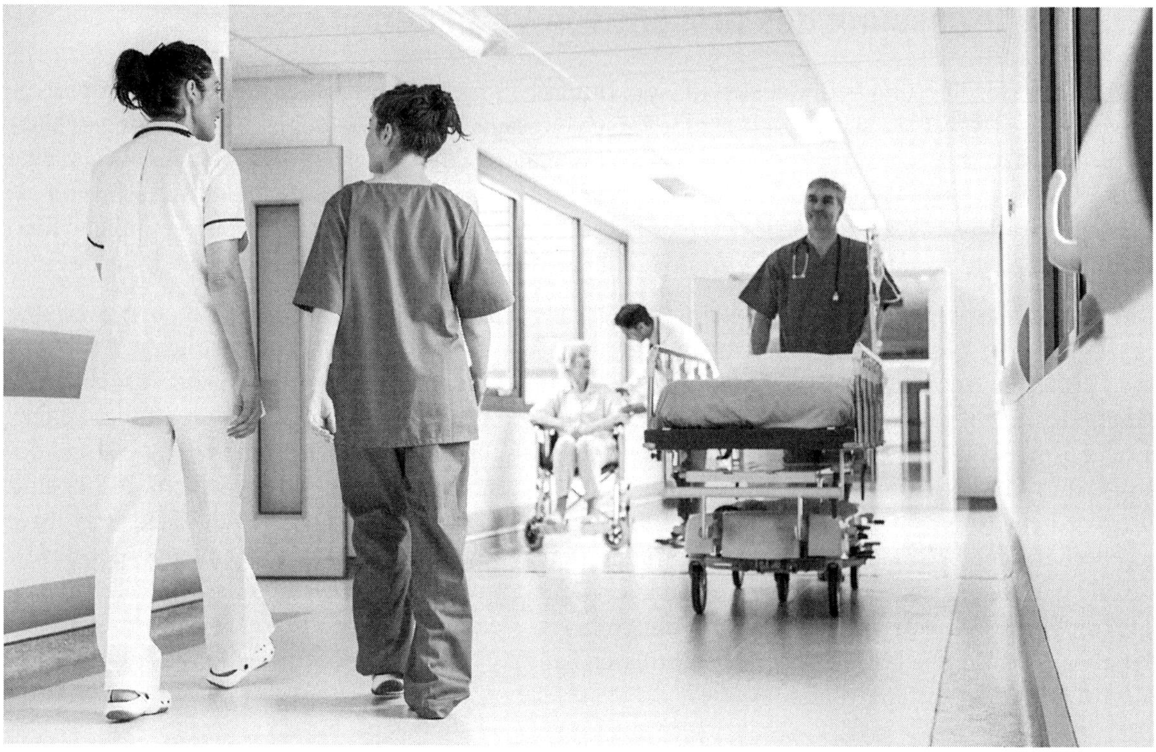

Abb. 2-1 Angehörige der Gesundheitsberufe sind als repräsentativer Querschnitt der Gesamtbevölkerung zu betrachten, für sie gelten also die Prinzipien der Risikowahrnehmung und Risikobewertung in ähnlicher Weise wie für medizinische Laien. Quelle: Fotolia

Und wie gehen wir damit um?

Wollen wir allen Ernstes auch beim Thema Impfprävention für medizinisches Personal das Grundgesetz bemühen und auf Meinungsfreiheit bzw. Freiheit der Berufsausübung plädieren?

Hat nicht *nihil nocere* im Umgang mit Patienten oberste Priorität? Dieses Prinzip beinhaltet doch wohl auch, dass sich Patienten nicht an denen infizieren, die sie eigentlich gesund machen sollen. Wir unternehmen große Anstrengungen, das nosokomiale Infektionsrisiko zu senken. Die Durchführung der für medizinisch Tätige mit Patientenkontakt von der STIKO empfohlenen (und vom Arbeitgeber bezahlten!) Schutzimpfungen ist eine einfache, effektive und sichere Maßnahme in diesem Zusammenhang, ohne persönliches Risiko:

Sollten Arbeitnehmer an einer vom Arbeitgeber empfohlenen Impfung erkranken und erwerbsgemindert bleiben, so steht ihnen eine Rente aus der gesetzlichen Unfallversicherung zu, da es sich um einen „Arbeitsunfall" gehandelt hat.

2.1 Impflücken

Die Analyse der aktuellen Daten aus der vom RKI koordinierten KV-Impfsurveillance ist ernüchternd. Es gibt diese drei Hauptproblemfelder:

- zu späte Impfungen im Kindesalter,
- zu wenige Impfungen im Jugend- und Erwachsenenalter und
- große regionale Unterschiede bei den Impfquoten

Die im Nationalen Aktionsplan zur Elimination der Masern geforderte Impfquote für 15 Monate alte Kleinkinder von über 95 Prozent mit einer Impfdosis wurde bisher nicht erreicht. Sie betrug für den Geburtsjahrgang 2014 nur etwa 90 Prozent. Lediglich Brandenburg ist auf einem guten Weg: Laut Landesamt für Arbeitsschutz, Verbraucherschutz und Gesundheit (LAVG) ist die von der WHO bis 2020 flächendeckend angestrebte Durchimpfungsquote von mindestens 95 Prozent bei den Schulanfängern dort bereits seit 2012 erreicht.

Auch bei der saisonalen Influenza-Impfung hinkt Deutschland den Zielvorgaben deutlich hinterher. Seit der Saison 2012/2013 nahmen nur noch gut ein Drittel der Personen ab 60 Jahren die Grippe-Impfung in Anspruch. Die Zielvorgaben der Europäischen Union, nach denen bis 2015 in allen Mitgliedsstaaten 75 Prozent der älteren Menschen gegen Influenza geimpft sein sollen, werden bisher in keinem einzigen Bundesland auch nur annähernd erreicht. Die Impfquote für die HPV-Impfung bei Mädchen bleibt weiterhin auf niedrigem Niveau: Unter den 15-Jährigen im Jahr 2015 waren nur ca. 31 Prozent vollständig geimpft.

Die Zahl der gegen Rotavirus geimpften Kinder ist im Vergleich zum Vorjahr nur gering gestiegen. Kritisch ist, dass bei etwa 9 Prozent der Kinder die Impfung später als empfohlen durchgeführt wurde: Das (zwar geringe) Risiko für Invaginationen nimmt mit dem Alter zu.

Die zum Teil großen regionalen Unterschiede der Impfquoten (bei der Masernimpfung beispielsweise 25 Prozentpunkte auf Kreisebene, bei der Rotaviren-Impfung bis zu 77 Prozentpunkte) haben ein spezielles Risikopotenzial: Auch isoliert niedrige Impfquoten auf Kreis- oder Bezirksebene können zu größeren Ausbrüchen führen, sobald ein hochkontagiöser Erreger in eine solche Region mit unzulänglich geschützter Bevölkerung importiert wird.

2.1.1 Impflücken bei Ärzten und Pflegekräften: Gefahr für Patienten, Risiko für Kliniken

Ungeimpfte Ärzte und Pflegekräfte entwickeln sich in deutschen Krankenhäusern immer mehr zu einem großen Problem. Beim Kongress der Deutschen Gesellschaft für Innere Medizin 2017 war dies ein „heißes“ Thema. Der RKI-Präsident Prof. Lothar Wieler berichtete, dass von 1200 befragten medizinischen Beschäftigten in der Grippesaison nur 56 Prozent der Ärzte und 35 Prozent der Pflegekräfte gegen Influenza geimpft gewesen seien.

Die DVV lässt derzeit in einem Rechtsgutachten die Möglichkeit einer Klausel in den Arbeitsverträgen prüfen, die die jährliche Grippe-Impfung zur Einstellungsvoraussetzung macht, sofern keine Kontraindikationen beim Arbeitnehmer vorliegen.

Zwang wird zwar grundsätzlich als ultima ratio eingestuft, scheint aber durchaus zielführend zu sein: Die Arbeitsmedizin der Universität Frankfurt hat Mitarbeitern mit Patientenkontakt vorgeschrieben, einen Mundschutz während der Arbeit zu tragen, wenn sie nicht geimpft waren. Innerhalb von 10 Tagen nach Inkrafttreten der Verordnung stieg die Durchimpfungsrate um ein Drittel. [4]

Häufig ist aber gar nicht die Ablehnung der Impfung, sondern schlichtweg Vergesslichkeit der Grund für unterlassene Impfungen. Daher scheint es wichtig, das Angebot so niedrigschwellig wie möglich zu halten. Studien belegen, dass ein erleichterter Zugang zu einer Impfung höhere Impfquoten beim medizinischen Personal auslöst. [2] Der Betriebsarzt sollte daher proaktiv auf die Mitarbeiter zugehen – nicht umgekehrt. Impflücken beim medizinischen Personal stellen eine unterschätzte Gefahr für Krankenhauspatienten dar und sind somit als Risikofaktor für den Krankenhausträger einzustufen, der für die Patientensicherheit verantwortlich zeichnet. Die Klinikleitung ist daher gut beraten, alle verfügbaren Maßnahmen zu ergreifen, die die Durchimpfungsraten des medizinischen Personals erhöhen können.

2.2 Masern – Beispiel für die Gefährdung der Volksgesundheit durch Impflücken

Die Infektionskrankheiten stehen in Deutschland derzeit an dritter Stelle der Morbidität. Wenn sich das derzeit mangelnde Bewusstsein der breiten Öffentlichkeit für die Notwendigkeit der Infektionsprophylaxe nicht erweitern lässt, könnte sich die Situation mittelfristig durchaus verschärfen.

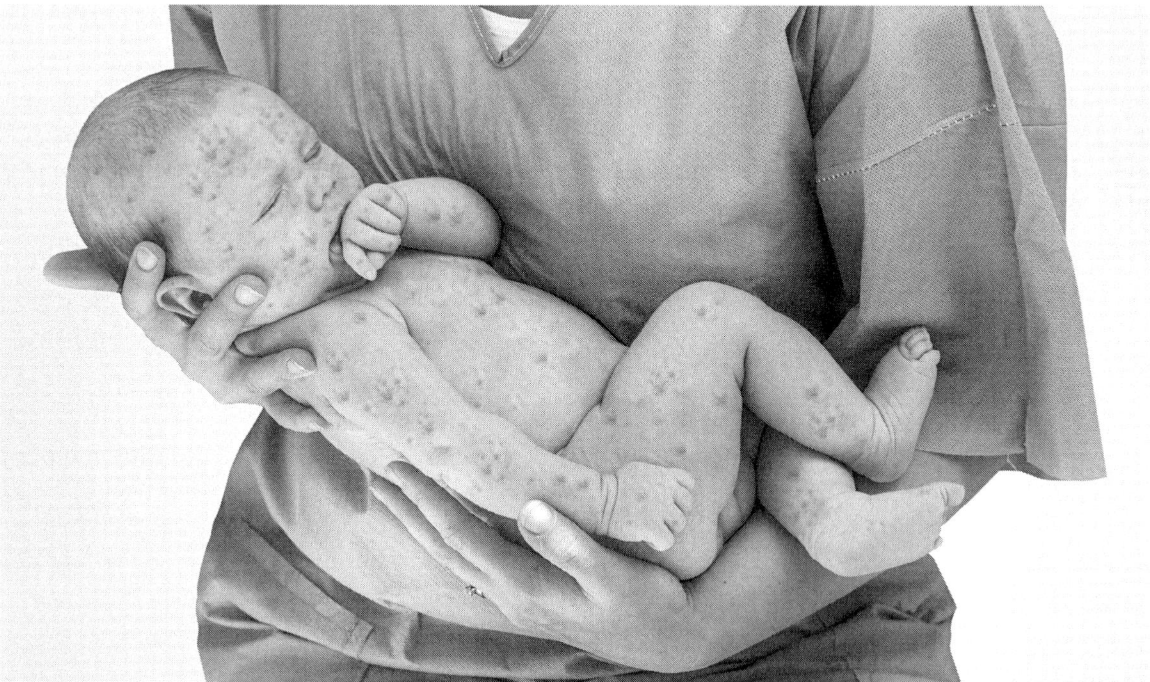

Abb. 2-2 Infizierter Säugling mit Exanthem. Quelle: Adobe Stock

Die Masern gelten derzeit als die Infektionskrankheit, die durch die seit Jahren bestehenden Impflücken eine Gefährdung der Volksgesundheit darstellt und als solche nicht nur den deutschen Gesundheitspolitikern, sondern auch der europäischen Gesundheitsbehörde und darüber hinaus der WHO Sorge bereitet. Wir stehen heute immer noch da, wo wir auch schon vor fünf Jahren gestanden haben – vor dem Zieljahr der Ausrottung einer impfpräventablen, potentiell tödlichen Infektionskrankheit. Und die Aussichten, es bis 2020 zu schaffen, sind alles andere als rosig. Wirksame, praktikable Strategien zur Steigerung von Impfraten zu installieren, ist ähnlich schwierig wie beim Kampf gegen den Klimawandel.

Die Gründe, warum das Impfangebot in Deutschland nicht angenommen wird, sind vielschichtig, und es wäre fatal, die Schuld ausschließlich den Impfgegnern zuweisen zu wollen. Allerdings sollte man diese auch nicht unterschätzen. Zwar sind sie nur eine kleine Gruppe, aber sie sind renitent und über ihre Portale unüberhörbar. Selbst aus der Sicht von Wissenschaftlern stellen sie inzwischen eine Gefahr für die Allgemeinheit dar. Die WHO hat Impfgegner kürzlich zur globalen Bedrohung erklärt und ihnen damit die gleiche Gefährdungsklasse wie Ebola und dem Klimawandel zugeiwesen. Zeitgleich wies die Kinderhilfsorganisation UNICEF auf einen alarmierenden Anstieg von Maserninfektionen hin. Und zwar auch dort, „wo es absolut keine Entschuldigung gibt“, wie UNICEF-Exekutivdirektorin Henrietta Fore es formulierte.

2.2.1 Epidemiologie der Masern

Die unkomplizierten Masern sind nicht das Problem dieser Infektionskrankheit. Es sind vielmehr die nicht zuletzt von individuellen und umweltbedingten Rahmenbedingungen abhängigen Komplikationen der Infektion, die etwa 20–30 % der Erkrankten betreffen. Leider werden diese Komplikationen in unseren Breiten nicht ernst genug genommen. Da in industriell entwickelten Ländern Todesfälle an Masern durch Enzephalitis und Pneumonie selten sind, wird die Infektion gern als „harmlose Kinderkrankheit“ eingestuft. De facto sind Masern jedoch **hochkontagiös, potentiell tödlich** und **schwierig einzudämmen.**

Aufgrund der hohen Kontagiosität und eines etwa 99 %igen Manifestationsindex erkrankten vor Entwicklung eines Impfstoffes nahezu alle Kinder an Masern.

Die Masern gelten damit als eine der ansteckendsten Infektionskrankheiten des Menschen überhaupt und sind immer noch einer der maßgeblichen Gründe für eine überhöhte Kindersterblichkeit in vielen Regionen der Welt.

Die Weltgesundheitsorganisation (WHO) schätzt, dass im Jahr 2013 rund 146.000 Kinder weltweit an Masern starben, das bedeutet: weltweit fielen 400 Kinder pro Tag und 16 Kinder pro Stunde einer impfpräventablen Infektionskrankheit zum Opfer.

Durch die Impfung gegen Masern konnte die Zahl der Masern-Todesfälle zwischen den Jahren 2000 und 2013 um 75 % gesenkt werden. Die Masern-Impfung hat somit nach Schätzung der WHO 15,6 Millionen Todesfälle verhindert [5].

Damit gilt die Masernimpfung als eine der erfolgreichsten globalen Public Health- Maßnahmen überhaupt [6]. Trotz dieser Erfolge bleiben die Masern weltweit gesehen eine der Haupttodesursachen im Kindesalter [6], und obwohl es sich um eine impfpräventable Erkrankung handelt, ist diese Viruserkrankung weiterhin in allen Altersstufen, also für Säuglinge, Kinder, Jugendliche und Erwachsene, bis heute eine Infektion mit ernsten und sogar tödlichen Folgen.

Da der Mensch der einzige epidemiologisch relevante Wirt des Masernvirus ist und ein wirksamer Impfstoff zur Verfügung steht, ist die Prävention bis hin zur Elimination prinzipiell möglich. Die WHO hatte sich daher zum Ziel gesetzt, die Masern weltweit bis zum Jahr 2020 zu eliminieren [7,8].

Die bisherigen Erfahrungen in Europa haben gezeigt, dass dieses Ziel durchaus zu erreichen ist. Länder wie z. B. Finnland belegen, dass die Durchführbarkeit jedoch von Voraussetzungen abhängt, die wir in Europa bisher nicht flächendeckend schaffen konnten. Dies demonstriert Deutschland nunmehr seit Jahren eindrucksvoll. Solange Masernviren dank unzureichender Durchimpfungsraten weiter zirkulieren können, führen sie immer wieder zu kleineren oder auch größeren Ausbrüchen.

Deutschland tritt seit Jahren hinsichtlich der angestrebten Masern Elimination auf der Stelle. Die im Sinne der propagierten Masern-Elimination angestrebte Inzidenz von <1 Fall pro 1 Millionen Einwohner konnte bisher nicht erreicht werden.

Die Zahl der an das Robert Koch-Institut (RKI) übermittelten Masernfälle schwankt von Jahr zu Jahr. Die meisten Fälle treten im Rahmen regionaler, größerer Ausbrüche mit zum Teil länger anhaltenden Infektionsketten auf. Eine besonders hohe Inzidenz wiesen Berlin, Bayern und Schleswig-Holstein auf. Des Weiteren hat sich die Inzidenz in den östlichen Bundesländern derjenigen in den westlichen Landesteilen deutlich angenähert.

Auffällig ist in den letzten Jahren eine Altersverschiebung bei den Erkrankten in Deutschland. 31 % der im Jahre 2009 an Masern Erkrankten waren älter als 20 Jahre. In dieser Altersgruppe verlaufen Masern oft wesentlich schwerer mit einer deutlich höheren Rate an Komplikationen wie Masernpneumonien und Enzephalitiden.

Vor diesem Hintergrund beschloss die Ständige Impfkommission am RKI (STIKO) im Jahre 2010, ihre Empfehlungen zu modifizieren: Zur Optimierung der Immunitätslage sollen alle nach 1970 geborenen Erwachsenen, die bisher nicht oder nur einmal gegen Masern geimpft worden waren, eine Masernimpfung erhalten. Das gilt insbesondere auch für Angehörige medizinischer Berufe, für die die Immunität gegenüber Masern nicht nur zum Selbstschutz, sondern auch zum Schutz der von ihnen betreuten Patienten notwendig ist [9].

2.2.2 Das WHO-Programm zur Elimination der Masern

Alle Regime der WHO haben sich zum Ziel gesetzt, die Masern spätestens bis zum Jahr 2020 weltweit zu eliminieren. Die europäische WHO-Region hatte dieses Ziel bis 2015 angestrebt, aber nicht erreicht. Indikatoren für eine erfolgreiche Strategie im o.g. Sinne sind eine dauerhafte Masern-Inzidenz von jährlich < 1 Fall/1 Million Einwohner sowie eine stabile Impfquote von über 95 % für die zweifache MMR-Routineimpfung.

Zu den Kriterien der WHO gehört, dass endemische Transmissionsketten (d. h. eine Zirkulation eines Masernvirus-Typs über mehr als 12 Monate) in der europäischen Region über einen Zeitraum von mindestens 36 Monaten nicht mehr nachgewiesen werden können.

Wo steht Deutschland im europäischen Vergleich?

In 47 der 53 Länder in der EU-Region infizierten sich 2018 laut WHO 82.596 Menschen mit Masern, davon allein 72.409 Personen in der Ukraine. Diese Zahlen sind insoweit auch für Deutschland relevant, als wir ein Masern-Importland sind. Der Ausbruch im März 2019 im Kreis Bad Segeberg (Schleswig-Holstein) wurde zum Beispiel von einem Kind ausgelöst, das die Infektion während einer Auslandsreise erworben hatte.

Das Ziel der europäischen Region der WHO, bis Ende 2015 die Masern (und Röteln) zu eliminieren, haben einige europäische Länder wie z. B. Finnland, Portugal und die Slowakei bereits erreicht.

Die deutsche Gesundheitsministerkonferenz hat sich zwar auch wiederholt zu diesem Ziel bekannt, die von der WHO geforderten Indikatoren bisher aber nicht erreicht. Jährlich werden Ausbrüche mit unterschiedlich langen Infektionsketten insbesondere aus verschiedenen westlichen Bundesländern, zunehmend jedoch auch aus den für ihre bisherige Impfdisziplin bekannten und gelobten östlichen Bundesländern dokumentiert. Auch die für die Röteln angestrebte Elimination konnte bisher nicht erreicht werden.

Im Dezember 2014 luden das RKI und das Bayrische Landesamt für Gesundheit und Lebensmittelsicherheit (LGL) mit Unterstützung des Bundesministeriums für Gesundheit (BMG) zu einer nationalen Konferenz nach Berlin ein. Die Veranstaltung hatte zum Ziel, über den Stand der Elimination von Masern und Röteln in Deutschland, die aktuellen Vorgaben und Kriterien der WHO zur Verifizierung der Elimination sowie über wesentliche Hindernisse und mögliche Lösungsansätze zu beraten. Ferner sollten Arbeitsgruppen über den Entwurf eines nationalen Aktionsplans beraten, den eine interdisziplinäre Arbeitsgruppe am RKI erarbeitet hatte.

Auf dieser Konferenz wurde zum wiederholten Male der Nationale Impfplan als Fundament des Aktionsplans vorgestellt. Des Weiteren stellten verschiedene Arbeitsgruppen potenzielle Aktionen vor, die geeignet scheinen, die vorgeschlagenen Ziele aus dem Nationalen Aktionsplan zu erreichen und diskutierten mögliche Hindernisse auf dem Weg zur Umsetzung.

Das Fazit dieser Nationalen Konferenz zum Stand der Elimination der Masern (und Röteln) in Deutschland war ausgesprochen ernüchternd:

Insgesamt ist nicht erkennbar, dass Deutschland hinsichtlich der Masern-Elimination in den letzten Jahren deutliche Fortschritte gemacht hätte. Insbesondere ließen sich Probleme in der Qualität der Surveillance nachweisen.

Zudem sind bisher kaum Aussagen zu Maßnahmen auf kommunaler Ebene nach Auftreten von Masern- (oder Röteln-) Fällen möglich. Auch die Herkunft der Infektion bleibt oft unklar. Für die Verifizierung der Elimination ist jedoch die Antwort auf die Frage entscheidend, ob eine Infektion importiert wurde, oder im Rahmen einer Infektionskette nach einem importierten Fall aufgetreten ist, also import-assoziiert war.

Bis heute konnte keine ausreichende Bevölkerungsimmunität erreicht werden

Bei den Impfquoten der Schuleingangsuntersuchungen finden sich regional zum Teil erhebliche Unterschiede zwischen 60 % und 100 %.

Daten zu Impfquoten von besonders schwer erreichbaren Bevölkerungsgruppen (z. B. Asylsuchende, Roma) sowie infektionsepidemiologisch besonders relevanter Gruppen wie der im Gesundheitsdienst Beschäftigen sind kaum verfügbar.

Auch zur Einstellung von impfenden Ärzten hinsichtlich Impfungen gegen Masern und Röteln, aber auch bezüglich der Elimination von impfpräventablen Infektionen an sich, liegen kaum Informationen vor.

Die Kommission kam insgesamt zu folgendem Schluss: Das bestehende nationale gesundheitspolitische Bekenntnis zur Elimination der Masern (und Röteln) hat bisher nicht zu einem bundesweitem Ausdruck eines starken politischen Willens, zu bundesweiten Impfaktionen für unzureichend geimpfte Bevölkerungsgruppen oder zu einer Verbesserung der epidemiologischen Lage geführt. Die meisten Indikatoren für die Leistungsfähigkeit der Surveillance entsprechen nicht den geforderten Anforderungen der WHO. Somit geben die Gebiete mit einer suboptimalen Impfquote durchaus Anlass zur Sorge. [10]

2.2.3 Welche Instrumente stehen zur Steigerung von Impfquoten zur Verfügung?

Bevor man über Möglichkeiten nachdenkt, wie sich Impfquoten steigern und Impflücken schließen lassen, muss man die Impfquoten der verschiedenen Infektionen und die daraus ableitbare Impflücken erst einmal kennen.

Für die Evaluation von Impfempfehlungen und Impfprogrammen sind aktuelle und belastbare Daten zum Impfstatus der Bevölkerung unerlässlich. Zielgruppen-spezifische Impfdaten sind auch eine wichtige Voraussetzung, um:

- die Akzeptanz von Impfungen in der Bevölkerung abschätzen zu können
- Trends, regionale Unterschiede und soziodemografische Besonderheiten beim Impfschutz erkennen zu können.

Seit 2001 werden auf Basis des Infektionsschutzgesetzes (IfSG) in allen Bundesländern regelmäßig Daten zum Impfstatus der Schulanfänger erhoben, an das RKI übermittelt und jährlich im *Epidemiologischen Bulletin* veröffentlicht.

Diese Schuleingangsuntersuchungen stellen die bisher einzige gesetzlich festgelegte, dauerhafte, systematische und somit wichtigste Quelle von bundesweiten Impfquoten dar.

Dieses System hat allerdings einige Limitationen:

- Da nur Daten zum Zeitpunkt der Einschulung erhoben werden, können Impfungen im Jugend- und Erwachsenenalter nicht erfasst werden.
- Neu im Säuglingsalter empfohlene Impfungen lassen sich erst mit mehrjährigem zeitlichen Verzug erfassen.
- Da das Impfalter in den Schuleingangsuntersuchungen nicht erhoben wird, lassen sich keine Informationen zur zeitgerechten Gabe der Impfungen ableiten.

Seit 2004 führt das RKI zusammen mit den Kassenärztlichen Vereinigungen das Projekt „KV-Impfsurveillance“ durch als zusätzliche Säule für ein bundesweites Monitoring von Impfungen. Impfquoten zu ausgewählten Impfungen und Altersgruppen werden in Ergänzung zu den bei Schuleignungsuntersuchungen erhobenen Impfquoten seit 2016 im Epidemiologischen Bulletin veröffentlicht.

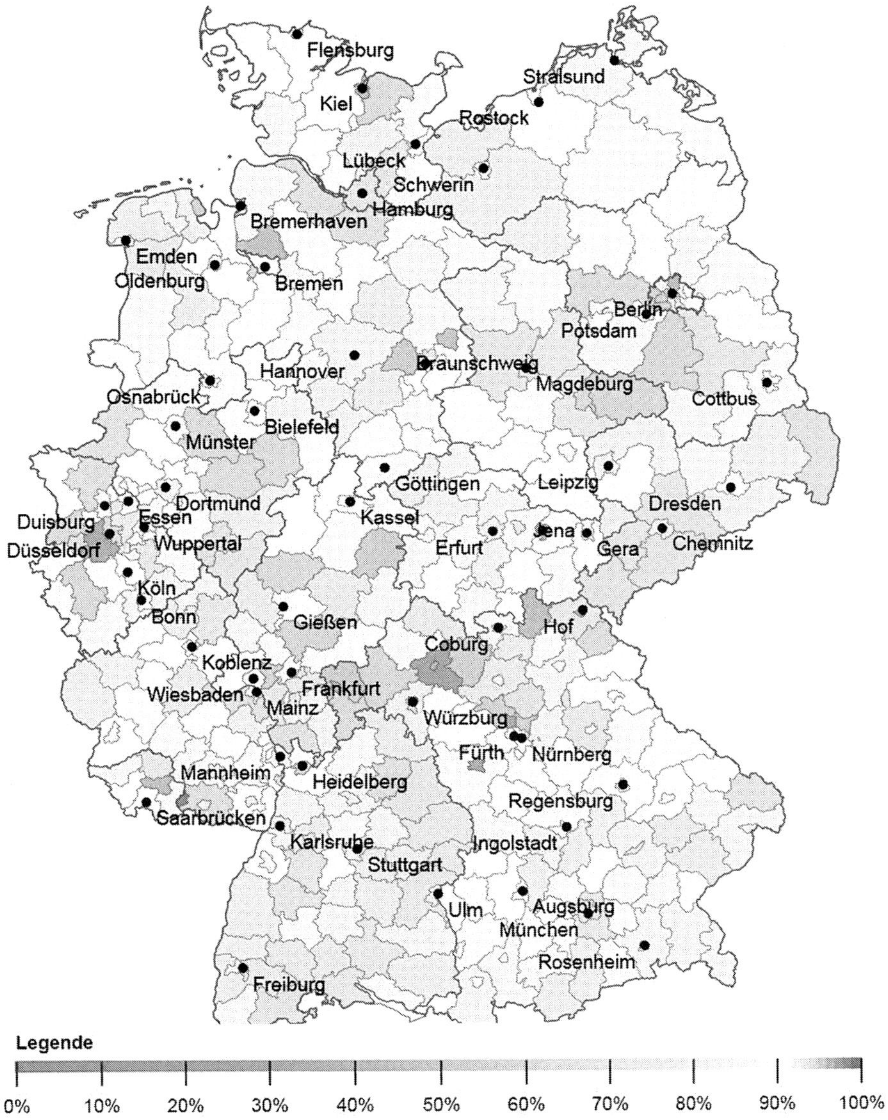

Abb. 2-3 zeigt die unterschiedlichen Impfquoten in den Bundesländern für Kinder in der Altersgruppe 15. Monate, Jahrgang 2014. Die Karte ist unter www.vacmap.de abrufbar. Vacmap nutzt als Datengrundlage die KV-Impfsurveillance [12]

Die Ergebnisse dieser KV-Impfsurveillance ergänzen die bisherigen Daten durch:

- Erfassung der Kinderschutzimpfungen von der Geburt bis zur Einschulung,
- der Impfquoten im höheren Kindes- und Jugendalter,
- Erhebungen zum Impfstatus der älteren Bevölkerung.

Somit schließen sie wichtige Informationslücken und erlauben einen erweiterten Blick auf das nationale Impfgeschehen.

Die Masern-Impfquoten bei der Schuleingangsuntersuchung in Deutschland 2016 lassen sich wie folgt zusammenfassen:

Die Impfquote für die erste Masern-Impfung stieg von 94,5 % (2006) im Jahr 2016 bundesweit auf 97,1 % an. Wie bereits in den Vorjahren hat Deutschland damit bundesweit das WHO-Ziel einer Impfquote von mindestens 95 % zumindest für die erste Masern-Impfung erreicht.

Die Impfquote für die zweite Masern-Impfung ist ebenfalls deutlich angestiegen. Im Jahr 2006 waren nur 83,2 % der einzuschulenden Kinder zweimal gegen Masern geimpft, 2016 waren es 92,9 %. Die für die Elimination angestrebte Impfquoten von mindestens 95 % bei der zweiten Masern-Impfung wurde lediglich in Mecklenburg-Vorpommern und in Brandenburg, nicht aber bundesweit erreicht [11].

2.2.4 Was bringen Impfprogramme?

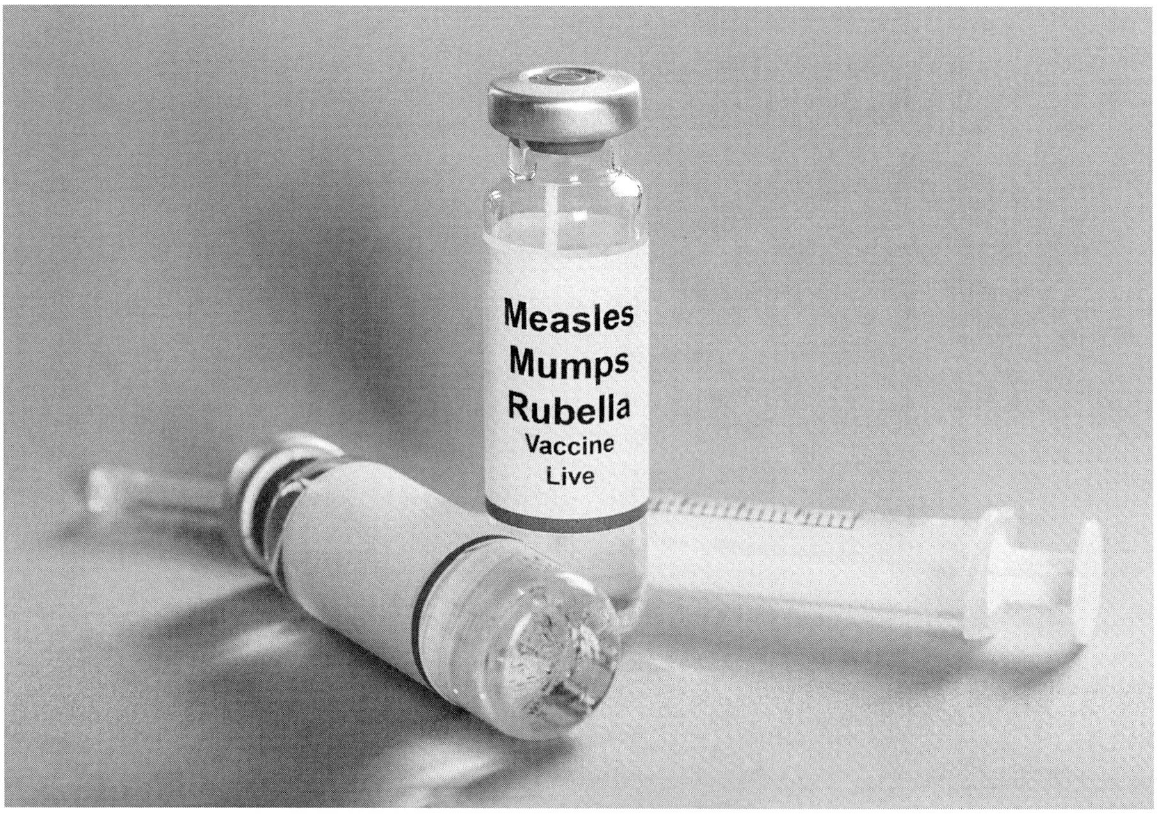

Abb. 2-4 Kombinationsimpfstoff gegen Mumps, Masern, Röteln (MMR)

Neben der Verbesserung der hygienischen Lebensbedingungen, insbesondere durch die Bereitstellung sauberen Trinkwassers, haben die Erfolge der Impfprävention den Gesundheitszustand der Menschheit entscheidend beeinflusst und seitdem zu einem deutlichen Anstieg der Lebenserwartung geführt. Nach Einschätzung der Weltbank stellen entsprechende Impfprogramme dabei eine besonders kosteneffektive Maßnahme dar.

Hinsichtlich der Erfolge solcher Impfpräventionsprogramme, gemessen an ihrer Reduktion von infektionsbedingten Krankheits- und Todesfolgen, ist graduell zu unterscheiden zwischen Eradikation, Elimination und Krankheitskontrolle.

Die Eradikation einer impfpräventablen Krankheit ist bis heute nur in einem einzige Fall gelungen: der Eradikation der Pocken.

Als die Weltgesundheitsversammlung 1957 das Ziel der weltweiten Pockeneradikation beschloss, waren Europa und Nordamerika frei von endemischen Pocken, während 59 Staaten der Erde, vornehmlich in Afrika, Asien und Südamerika, noch immer mehr als 100.000 Erkrankungen pro Jahr verzeichneten, wobei von einer hohen Untererfassung auszugehen ist.

Die Voraussetzungen, die die Pocken-Eradikation überhaupt möglich machten, waren:

- Der Erreger kam ausschließlich beim Menschen vor, es bestand kein tierisches oder anderweitiges Reservoir
- Der Pockenimpfstoff war hoch wirksam.
- Der politische Wille zur Eradikation war vorhanden, alle Staaten der Erde fühlten sich verpflichtet, die erforderlichen finanziellen und logistischen Mittel bereitzustellen.

Nur so ließ sich die gewaltige Herausforderung dieses Impfprogramms meistern. 1977 trat die letzte Pocken-Erkrankung auf, 1980 konnte die Weltgesundheitsversammlung die Eradikation der Pocken verkünden.

Das Maximalziel eines Impfprogramms war erreicht: Weltweit tritt kein einziger Fall der Krankheit mehr auf, der Erreger wurde ausgerottet, die Impfpflicht konnte aufgehoben werden (1982 in der DDR, 1983 in der BRD). Pockenviren werden unter entsprechenden Sicherheitsvorkehrungen zu Forschungszwecken noch in zwei Laboratorien aufbewahrt (Centers for Disease Control and Prevention CDC in Atlanta/USA und Staatliches Zentrum für Forschung in Virologie und Biotechnologie in Novosibirsk/Russland).

Das Ziel eines auf die Elimination einer Krankheit ausgerichteten Programmes besteht darin, dass auf einem Kontinent, in einem Land oder in einer Region der WHO kein einziger Fall dieser Krankheit mehr auftritt, die Krankheit und der Erreger aber weltweit noch vorhanden sind und damit die Einschleppung von Infektionen jederzeit möglich sind. Wirksame Verhütungs- und Bekämpfungsmaßnahmen müssen folgerichtig weitergeführt werden.

Ein Beispiel für ein Eliminationsprogramm ist die Poliomyelitis. Polio wurde in den Industriestaaten bereits in den 1960er Jahren eliminiert.

Lässt sich die Elimination der Masern mit Hilfe eines Nationalen Aktionsplan umsetzen?

Warum kommen Impfstrategien in Deutschland nicht zustande? Hierzu wären bundesweite Programme erforderlich. Solche nationalen Kampagnen hat es aber seit der Polio-Schluckimpfung in den 1960er Jahren bei uns nicht mehr gegeben. Mit seinen 16 Bundesländern hat Deutschland Zuständigkeiten im öffentlichen Gesundheitsdienst, die einem Flickenteppich ähneln. Auch das Impfen ist Ländersache, was gemeinsame Vereinbarungen extrem erschwert, wie der sogenannte Nationale Impfplan zeigt, der über unverbindliche Absichtserklärungen nicht hinauskommt.

Die Teilnehmer der Nationalen Konferenz zum Stand der Elimination der Masern und Röteln in Deutschland am 11. Dezember 2014 in Berlin konnten nach ihren Beratungen in verschiedenen Arbeitsgruppen ihre Ergebnisse wie folgt der Öffentlichkeit vorstellen:

- Grundvoraussetzung für eine erfolgreiche Umsetzung sei ein breiter politische Wille, die Elimination öffentlich zu vertreten, zu unterstützen und gemeinsam zu erreichen.
- Alle Akteure sollten bereit sein, zu erklären, mit welchen Maßnahmen und Aktionen sie zu den festgelegten Zielen und letztendlich zur Elimination der Masern und Röteln beitragen können.
- Die Teilnehmer kamen überein, so schnell wie möglich konkrete, fokussierte Maßnahmen zu ergreifen.
- Statt sich auf einzelne Aktionen zu beschränken, sei es wichtig, auf verschiedenen Wegen zu versuchen, einen breiten Konsens in der Bevölkerung für die Elimination zu erreichen, über den Nutzen von Impfungen zu informieren und die Impfquoten mit unterschiedlichen Kampagnen zu steigern.
- Dabei seien nicht nur Informationskampagnen für die Bevölkerung, sondern auch für das gesamte Gesundheitsdienstpersonal (niedergelassene Ärzte, Arbeitsmediziner, Beschäftigte in Unfallambulanzen, Apotheker, Hebammen sowie weitere Mediatoren im Gesundheitswesen) von großer Bedeutung.
- Die Aktionen sollen das Bedürfnis wecken, gegen Masern und Röteln geschützt zu sein und zu schützen und das Ziel der Elimination für Deutschland und Europa aktiv zu vertreten.
- Zwar sollte die Informationskampagne der BZgA (Bundeszentrale für gesundheitliche Aufklärung) unbedingt fortgeführt werden, allerdings solle nunmehr ein spezifischer Schwerpunkt auf Masern gelegt werden.

Der Slogan „Deutschland sucht den Impfpass“ hat offensichtlich nicht den gewünschten Erfolg gebracht. Man ist geneigt zu fragen „Wofür eigentlich?“, denn es wird nicht unbedingt klar, dass es sich um eine Kampagne zur Steigerung der Impfquoten gegen Masern und Röteln handelt.

Die Teilnehmer der Konferenz hielten im Rahmen einer Schlussbefragung die Elimination der Masern und Röteln bis 2020 unter den gegebenen Umständen für eher unrealistisch, insbesondere, wenn der Ausdruck eines gemeinsamen politischen Willens fehle.

Diese Entwicklung ist bezeichnend für die Impfpolitik in Deutschland: Jahrelang entwickeln verschiedene Akteure unkoordinierte Kampagnen, die meisten setzen weiterhin auf die Freiwilligkeit der Impfung und Steigerung der Impfquoten durch Information, ungeachtet der Tatsache, dass dieses Konzept in den vergangenen Jahren keine Verbesserung der Situation bewirken konnte, und wenn wir dann kurz vor Ablauf der WHO-Frist für die Elimination der Masern stehen, kommt unweigerlich der Ruf nach dem Staat als Normgeber. Aber auch wieder nicht so laut und deutlich, dass sich eine Impfpflicht nunmehr problemlos durchsetzen ließe – nein, dieser Schritt muss jetzt erst einmal lange und ausführlich diskutiert werden.

IMPFSCHUTZ IM PRÄVENTIONSGESETZ

Das 2015 in Kraft gesetzte Präventionsgesetz bietet folgende Ansatzmöglichkeiten für eine Verbesserung der Impfquoten:

- **Impfberatung**
  bei allen Routineuntersuchungen für Kinder und Erwachsene
- **Impfberatung**
  als Verpflichtung vor dem Eintritt in eine Kita oder einen Kindergarten
- **Ausschluss**
  ungeimpfter Kinder vom Besuch einer Kita oder eines Kindergartens im Falle eines Ausbruchs
- **Ablehnung bzw. Versetzung**
  von Gesundheitsdienst-Personal mit unzureichendem Impfschutz
- **Alle Ärzte sollen und dürfen impfen**
  auch Betriebsärzte

2.2.5 Impfpflicht – zielführend oder kontraproduktiv?

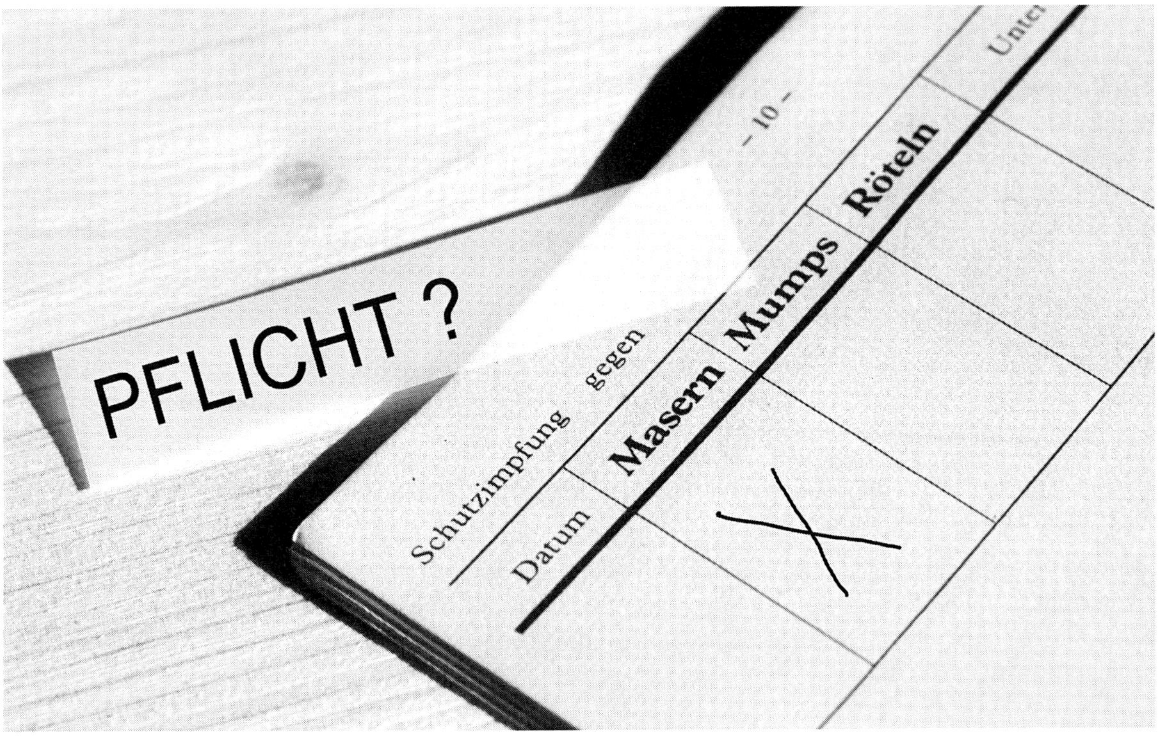

Abb. 2-5 Kontroverse Diskussion um die Einführung der Impfpflicht

Warum reden eigentlich derzeit alle über Masern?

Impflücken gibt es schließlich bei allen impfpräventablen Krankheiten und in allen Altersgruppen. Derzeit stehen die Masern bei uns im Mittelpunkt, weil es in der jüngsten Vergangenheit immer wieder hohe Erkrankungszahlen, Ausbrüche und einzelne Todesfälle gab. Außerdem hat Deutschland das gemeinsame Ziel aller europäischen Staaten, die Masern „auszurotten", bislang verfehlt, was kein gutes Licht auf das Gesundheitssystem eines Landes wirft, dessen Bundesgesundheitsminister nicht müde wird, dieses System als eines der besten der Welt zu preisen.

Die Masern sind zum Dauerbrennerthema in unseren Medien geworden. Dabei scheint die deutsche Öffentlichkeit sich weniger darüber zu erregen, dass wir als reiches Industrieland mit einem der weltweit besten Gesundheitssysteme bis heute nicht in der Lage waren, die Masern aus unserer Bevölkerung zu eliminieren und es wohl auch im angepeilten Zieljahr 2020 mal wieder nicht schaffen werden. Stattdessen erregt das Thema Pflichtimpfung als Eingriff in die Persönlichkeitsrechte die Gemüter.

Mit Gesetzen gegen Infektionskrankheiten?!

Was in anderen Ländern seit Jahren praktiziert wird, ist in Deutschland derzeit Gegenstand kontroverser Diskussionen. In den USA beispielsweise konnten die Masern eliminiert werden, seit „No vaccination no school" konsequent durchgesetzt wurde.

Bundesgesundheitsminister Jens Spahn ist entschlossen, auch hierzulande verpflichtende Masern-Impfungen für Kitakinder und Schulkinder einzuführen.

In den Ländern gibt es dazu allerdings keine einheitliche Position. Da aber ja Krankheitserreger keine Grenzen kennen, wäre eine bundeseinheitliche Impfpflicht eine wichtige Voraussetzung für den Erfolg dieser Initiative. Während Deutschland erst ein Jahr vor dem WHO-Zieljahr für die weltweite Eliminierung der Masern ernsthaft über eine Impfpflicht nachdenkt und die Möglichkeit verpflichtender Impfungen noch prüfen lässt, sind viele EU-Länder diesen Schritt längst gegangen. In zwölf der 28 Mitgliedsstaaten sind Eltern verpflichtet, ihre Kinder gegen mindestens eine Krankheit zu immunisieren.

Warum tun wir uns mit der Impfpflicht eigentlich so schwer?

Die Kritiker des Gesetzesentwurfs auf Bundesebene halten eine Impfpflicht für nicht verhältnismäßig und auch nicht für notwendig, sie wollen weiterhin höhere Impfquoten mit einer besseren Aufklärung erreichen, was bisher jedoch nicht gelungen ist.

Der wissenschaftliche Dienst des Bundestages hat bereits Anfang 2016 in einem Rechtsgutachten auf die Problematik verwiesen:

Eine Impfung sei ein Eingriff in das „Recht auf Leben und körperliche Unversehrtheit" und sei verfassungsrechtlich nur dann verhältnismäßig, wenn damit ein legitimes Ziel, also der Schutz der Bevölkerung vor hochansteckenden Infektionskrankheiten, verfolgt werde und der Eingriff „geeignet, erforderlich und angemessen ist."

Wenn mit der Impfung das Ziel verfolgt wird, einen Erreger auszurotten, dürfte „unter Berücksichtigung der dem Gesetzgeber zuzubilligenden Einschätzungsprärogative" ein legitimes Ziel verfolgt werden. Für erforderlich wird eine Impfpflicht nur dann gehalten, wenn die „milderen", ebenso geeigneten Mittel wie Impfempfehlungen oder Therapiemöglichkeiten nicht ausreichen. Eine Therapie der Masern gibt es nicht, und die Impfempfehlungen hält der wissenschaftliche Dienst wegen ihres „freiwilligen Charakters" für weniger geeignet als eine Impfpflicht.

„Ob ein Eingriff in das Recht auf Leben und körperliche Unversehrtheit der zu impfenden Menschen unter Inkaufnahme möglicher Impfschäden zugunsten des Schutzes von Gesundheit und des Lebens anderer Menschen angemessen erscheint, lässt sich pauschal nicht beantworten", so das Gutachten. Für verhältnismäßig hält der wissenschaftliche Dienst einen solchen Eingriff in Form einer beschränkten Impfpflicht im Falle der epidemischen Ausbreitung einer übertragbaren Krankheit mit schwerer Verlaufsform. Für eine generelle Impfpflicht müsste also plausibel sein, dass der Schutz der Allgemeinheit vor einer anstehenden Krankheit, die schon seit 2015 ausgerottet sein sollte, einen Eingriff in das Recht des einzelnen auf Unversehrtheit rechtfertigt.

Die juristischen Hürden, die in Deutschland vor Einführung einer (Teil-)Impfpflicht zu nehmen wären, sind also sehr hoch. Insoweit ist die hitzige Debatte zu diesem Thema nicht verwunderlich.

Das Bild, das momentan in der Laien- und Fachpresse gezeichnet wird, spiegelt allerdings nicht unbedingt die Stimmung in der Gesellschaft wieder. Eine von Gesundheitsminister Jens Spahn vorgeschlagene Impfpflicht stößt in der Bevölkerung auf immer breitere Zustimmung:

Unterstützten vor sechs Jahren noch 60 Prozent die Einführung einer Impfpflicht gegen Masern, sprechen sich heute 80 Prozent dafür aus. Nur 9 Prozent halten eine Impfpflicht für keine gute Idee. (Befragt wurden rund 1200 Personen von 16 Jahren an, Quelle: Institut für Demoskopie Allensbach)

Abgesehen von den kritischen Fragen bei der rechtlichen Umsetzbarkeit scheint die Einführung einer Impfpflicht auf den ersten Blick die logische Reaktion auf unzureichende Impfquoten zu sein. Auf den zweiten Blick könnte sie im Fall der Masern allerdings nicht nur nicht zielführend, sondern möglicherweise sogar kontraproduktiv sein:

Maßgebliche Ursachen der Masern-Ausbrüche in den letzten Jahren sind nicht die Impflücken der einzuschulenden Kinder durch Versäumnisse der zweiten Impfung, sondern vielmehr die großen Impflücken bei den Jugendlichen und Erwachsenen. 2017 war jeder dritte Masernerkrankte zwischen 20 und 39 Jahre alt. Einer RKI-Studie zufolge verfügen unter den 18- bis 44-jährigen mehr als 40 Prozent über keinen ausreichenden Masern-Immunschutz. Die STIKO-Empfehlung, dass die nach 1970 Geborenen geimpft werden sollen, wenn im Impfausweis keine zwei Impfungen dokumentiert sind, ist vielfach nicht bekannt. Bei dieser Klientel würde eine Impfpflicht ins Leere gehen, die Schließung dieser Impflücken wäre wohl eher durch geeignete Informationsaktionen und aufsuchende Impfangebote zu schließen.

Die Impfpflicht wäre also nicht die Lösung aller Probleme, wie der Blick in andere Länder zeigt:

In Tschechien und Bulgarien ist die Impfung Pflicht, aber diese Länder erreichen mit 90, bzw. 92 Prozent geringere Impfquoten als beispielsweise Schweden oder Portugal. Diese beiden Länder erreichen 95 Prozent ohne Impfpflicht. In den USA, wo man das Virus lange Zeit eigentlich im Griff hatte, sind im Jahr 2019 bereits fünf Masernausbrüche zu verzeichnen. Zwar gelten landesweit einheitliche Impfstandards für Kindergärten und Grundschulkinder, doch es ist in fast allen 50 US-Bundesstaaten möglich, sich aus persönlichen, religiösen Gründen der Impfung zu entziehen. Hiervon macht eine wachsende Zahl von Impfgegnern Gebrauch. Das Ergebnis: Die Impfraten variieren von Bundesstaat zu Bundesstaat, sowie von Region zu Region je nach Bevölkerungsstruktur stark. In der Folge können sich durch Touristen oder heimkehrende US-Amerikaner wieder eingeschleppte Masern dort entsprechend ausbreiten. Kalifornien (wo ein Disneyland-Besucher Ende 2014 die Masernerkrankung von etwa 150 Menschen in sieben US-Bundesstaaten verursachte) brachte 2015 als Konsequenz ein Gesetz auf den Weg. Danach ist die Ausnahme vom Impfen nur noch aus medizinischen Gründen gestattet. Dieses Beispiel zeigt deutlich, wie schwierig eine gesetzlich verankerte Impfpflicht umzusetzen ist und dass sie ohne flankierende Maßnahmen auch nicht zwingend zielführend ist.

Wenn wir eine generelle Impfpflicht vermeiden wollen, ist das ärztliche Engagement für die von der STIKO empfohlenen Impfungen mehr denn je gefragt. Impfquoten lassen sich nur steigern, wenn impfende Ärzte *eine* Sprache sprechen und ihre Vorbildfunktion auch für diesen Sektor der Präventivmedizin ausfüllen. Solange aber ein homöopathisch orientierter Arzt im Zeitungsinterview öffentlich äußern darf, im Gegensatz zu Afrika und Asien seien Masern in Europa kaum eine Bedrohung, weshalb wir den Schutz nicht mehr brauchen, und seine Äußerung „Impfungen sind ein Politikum" ohne berufsrechtliche Konsequenzen bleibt, ist es um die Ärzteschaft als maßgebliche Impfprotagonisten mit Vorbildfunktion schlecht bestellt.

Solange Experten für Infektionsepidemiologie öffentlich darüber streiten, ob z. B. die Schweinegrippeimpfung Sinn macht oder nicht, und solange vor allem auch unter den niedergelassenen Praktikern kein Konsens über die Sinnhaftigkeit z. B. der jährlichen Influenza-Impfung zu erzielen ist, solange müssen wir uns gar nicht wundern, dass sich Impfmüdigkeit und Impfgegnerschaft seuchenartig in der Bevölkerung ausbreiten.

Eine kleine Studie mit chronisch Nierenkranken am Universitätsklinikum Schleswig-Holstein konnte jetzt für die Influenza-Impfung zeigen:

- Nur ein unmittelbar an die Patienten adressierter Impfaufruf führt zu einer Zunahme der Impfquote.
- Ein Impfappell der Kassenärztlichen Vereinigung an die Vertragsärzte hatte dagegen keinen positiven Effekt

Fazit: Eine partielle oder generelle Impfpflicht würde das Masernproblem allein nicht lösen. Eine Impfpflicht erreicht ungeimpfte Erwachsene als Quelle von Ausbrüchen nicht und erhöht wahrscheinlich den Widerstand von Impfgegnern, wodurch sich deren negativer Einfluss auf die öffentliche Meinung verstärkt, was wiederum zunehmend Ressourcen bindet, die für die Fortentwicklung des Impfgedankens anderweitig benötigt werden.

Last but not least erhebt sich natürlich auch die Frage, warum ausgerechnet die Masernimpfung zur Pflichtimpfung gemacht werden soll. Mal abgesehen von dem WHO-Eradikationsziel für Masern, gäbe es auch für andere Infektionskrankheiten gute Gründe, über eine Impfpflicht nachzudenken, beispielsweise für die Grippe. Schließlich sterben an der Influenza jedes Jahr wesentlich mehr Menschen als an Masern.

Voraussetzung für die Masernelimination in Deutschland sind:

- Umsetzung des 2015 beschlossenen Nationalen Aktionsplans
- Personelle und finanzielle Aufrüstung der Gesundheitsämter für optimierte Impfaktionen
- Abbau bürokratischer und logistischer Hürden für alle impfenden Einrichtungen.
- Verpflichtung für alle Ärzte, die STIKO-Empfehlungen konsequent zu befolgen und den Impfgedanken aktiv zu propagieren.

2.2.6 Mehr Impfschutz für medizinisch Beschäftigte

Lückenhafter Impfschutz beim medizinischen Personal ist seit langem ein heißes Eisen. Bei der Diskussion über Patientensicherheit und die Gefährdung derselben durch Gesundheitsdienstmitarbeiter mit infektiösen Krankheiten wird die „Impfmüdigkeit“ der Ärzte und Pflegekräfte gern ausgeblendet. Dabei ist es seit langem ein offenes Geheimnis, dass nur wenige Mitarbeiter in Kliniken und Praxen die jährliche Influenza-Impfung wahrnehmen.

Inzwischen ist auch ein Fall aktenkundig, bei dem ein Arzt an der Berliner Charité einen herzoperierten Säugling mit Masern infiziert hat.

Nach derzeitiger Gesetzeslage hat sich die Klinik nichts vorzuwerfen: Für einen vor 1970 geborenen Erwachsenen wird die Masern-Impfung von der STIKO nicht empfohlen, da man in Deutschland bei Angehörigen dieser Altersgruppe davon ausgeht, dass sie als Kinder die Masern „durchgemacht haben“ und somit in der Regel geschützt sind.

Dieses Beispiel zeigt jedoch, dass bei regelmäßigem beruflichem Patientenkontakt strengere Maßstäbe angelegt werden müssen, den Schutzimpfungen im Rahmen der nosokomialen Infektionsprävention also ein höherer Stellenwert beigemessen werden sollte. Aber auch hier findet in der Praxis ein Balanceakt zwischen Persönlichkeitsrecht und Patientenschutz statt.

Auf Drängen der Deutschen Krankenhausgesellschaft hat der Gesetzgeber die Notwendigkeit gesehen, den Fremd-/Drittschutz von Patienten zu optimieren. Das Präventionsgesetz sieht im Hinblick auf den Impfschutz nach dem IfSG eine Eignungsuntersuchung von Beschäftigten vor. Zwar ist unstrittig, dass eine hohe Qualität der Basishygiene der beste Schutz vor nosokomialen Infektionen ist. Diese stößt bei der Infektionsübertragung durch Tröpfchen allerdings an ihre Grenzen. Der Gesetzgeber hat daher dem Arbeitgeber mit dem § 23a IfSG zugunsten des Patienten weitreichende Handlungsmöglichkeiten zur Impfprävention eröffnet und ihn in den Stand versetzt, in bestimmten Situationen besondere, koordinierte Maßnahmen zu ergreifen. In der Drucksache 18/5261 des Deutschen Bundestages 18. Wahlperiode: Zu Art 8 Nr. 3 (§23a IfSG) heißt es:

„In Bezug auf impfpräventable Krankheiten, die leicht durch Tröpfchen übertragen werden, bei denen die klinische Symptomatik nicht immer eindeutig ist oder bei denen Infizierte bereits vor Auftreten der klassischen Symptome infektiös sind – wie Masern, Mumps, Röteln, Varizellen und Pertussis –, ist hingegen das Wissen des Arbeitgebers über das Bestehen eines ausreichenden Impf-und Immunschutzes erforderlich, um für den Einsatz des Personals Bedingungen zu schaffen, die Infektionsrisiken für vulnerable Patientinnen und Patienten vermeiden. Die Daten sind direkt beim Beschäftigten zu erheben. Die Freiwilligkeit der Entscheidung des Arbeitnehmers über die Inanspruchnahme von Impfschutz bleibt unberührt. Für andere Beschäftigtendaten und für Beschäftigte außerhalb des Anwendungsbereiches des § 23 Abs. 3 bleibt es bei den allgemeinen Bestimmungen. Die Bestimmungen des Arbeitsschutzes bleiben von der vorliegenden Regelung ebenfalls unberührt.“

Soweit die juristische Theorie. Mit der Umsetzung des Präventionsgesetzes in die Praxis steht der für die Patientensicherheit verantwortliche Krankenhausträger bis heute allein.

Zwar haben die Ministerien im Verabschiedungsprozess des IfSG die Problematik des § 23 Abs. 3 für die Betriebsärzte erkannt, sodass BMG und BMAS eine gemeinsame Stellungnahme herausgegeben haben, die wiederum zu einer juristischen Kommentierung führte. Viele wichtige Fragen für die alltägliche Praxis bleiben darin aber offen. Solange hier keine verbindlichen, offiziellen Kommentare oder Empfehlungen vorliegen, können sich für den Arbeitgeber komplizierte Fallkonstellationen ergeben, die eine Rechtsgüterabwägung erforderlich machen. Insbesondere sind die Modalitäten bei unzureichendem Impf- bzw. Immunschutz des Arbeitnehmers, die den Arbeitgeber zwingen, den Beschäftigten von bestimmten Tätigkeiten freizustellen, völlig unklar. Hier fehlen praktische Empfehlungen zur Freistellung unter Fortlaufen der Bezüge, Einsatz in anderen Bereichen, Änderungskündigungen etc.

Ohne verbindliche, offizielle Kommentare oder Empfehlungen gibt es über Einzelfallentscheidungen hinaus nur die Möglichkeit, Regelungen über Betriebs- oder Dienstvereinbarungen und Tarifverträge zuschließen.

Im Interesse der Patientensicherheit mag es opportun sein, über eine partielle Impfpflicht für alle diejenigen nachzudenken, die infektionsgefährdete Menschen medizinisch betreuen.

2.2.7 Impfschäden als Argument gegen die Masern-Impfung?

Immer wieder werden Nebenwirkungen als Argument gegen Impfungen herangezogen. Dabei hält sich nichts hartnäckiger als der vermeintliche Zusammenhang zwischen Impfung und „bleibenden Schäden" wie Allergien, Autismus u. ä., ohne dass es hierfür eine Evidenz gibt. Die gesellschaftliche Diskussion lässt die hier gebotene Sachlichkeit vermissen.

Welche Nebenwirkungen sind bei der Masernimpfung zu erwarten?

Bei 5–15 % aller Impflinge tritt zwischen dem 7. und 12. Tag nach der Impfung Fieber auf, oft begleitet von den „Impfmasern", einem Masern-ähnlichen Exanthem. Diese Erscheinungen verschwinden nach spätestens 3 Tagen spontan.

Allergische Reaktionen sind möglich, wenn der Impfling auf die im Impfstoff vorhandenen Spuren von Antibiotika und Gelatine überempfindlich reagiert.

Eine sehr seltene Komplikation ist die Thrombozytopenie, die wie im Rahmen einer Maserninfektion auch, nach Impfungen mit dem Lebendimpfstoff vorkommen kann. Mit einer Frequenz von etwa 1:40.000 ist das Risiko bei der Impfung aber 6mal niedriger als nach einer Masernwildvirus-Infektion [13].

Die Behauptung, die Masernimpfung könne Autismus oder entzündliche Darmerkrankungen wie Morbus Crohn auslösen, hat sich über viele Jahre hartnäckig verbreitet, obwohl es für einen derartigen Zusammenhang keinerlei Evidenz gibt. Inzwischen wurde die Darstellung eines derartigen Zusammenhangs als Fälschung enttarnt und die entsprechende Publikation zurückgezogen.

Eine aktuelle Publikation konnte nunmehr einen Zusammenhang zwischen der MMR-Impfung und Autismus ausschließen:

Zwischen 1999 und 2010 wurden in Dänemark 657461 Kinder geboren, von denen 6517 an Autismus erkrankten. Kinder, die nicht gegen Masern, Mumps und Röteln geimpft waren, erkrankten genauso häufig an Autismus wie geimpfte, und zwar insbesondere auch bei Vorliegen bekannter Risikofaktoren für Autismus, wie z. B. erkranktes Geschwisterkind oder alter Vater [14].

„Impfschäden" nach Masen-Impfung sind bei rationaler, wissenschaftlicher Herangehensweise im Rahmen einer Nutzen-Risiko-Abneigung kein Argument gegen die Impfung.

Das letzte Jahrhundert war gekennzeichnet von einem dramatischen Rückgang der Infektionskrankheiten, insbesondere in den Industrieländern, weniger in den anderen Teilen der Welt. Dieser Rückgang ist zum Teil auf den Einsatz wirksamer Antiinfektiva zurückzuführen, aber eben nur zum Teil, Ungleich wichtiger waren verbesserte sozioökonomische und hygienische Lebensbedingungen und Impfungen. Eine konsequente Impfkultur würde auch in den Entwicklungs- und Schwellenländern die Infektionsprävention entscheidend verbessern und damit die globale Infektionsepidemiologie nachhaltig beeinflussen.

Von einer solchen Impfkultur sind wir auch in Deutschland allerdings noch weit entfernt.

Wenn wir uns heute wieder mit längst ausgerottet geglaubten Erkrankungen auseinandersetzen müssen, so liegt das nicht etwa an den schnell und gern zitierten Mängeln unseres Gesundheitssystems, sondern einzig und allein an dem Individuum, das einfach das Naheliegende und Sinnvolle nicht tut – sich selbst impfen zu lassen bzw. sich für die empfohlenen Impfungen einzusetzen.

2.2.8 Die sogenannten Impfmüden

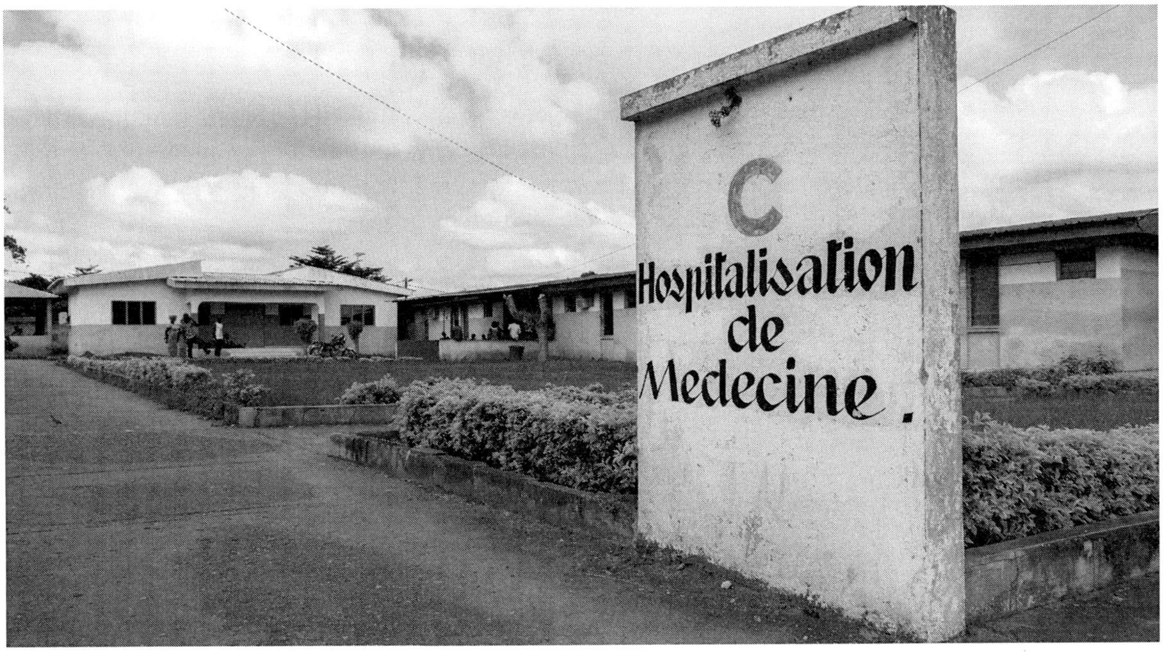

Abb. 2-6 Medizinische Versorgung durch ein Krankenhaus an der Elfenbeinküste (Westafrika)

Das Problem sind dabei nicht die überzeugten Impfgegner, diese machen laut Befragung der BZgA (Bundeszentrale für Gesundheitliche Aufklärung) nur rund zwei Prozent aus. Die Hauptlast der Verantwortung für inakzeptable Impfquoten tragen diejenigen, die aus fahrlässiger Unaufgeklärtheit, Desinteresse, Nachlässigkeit und „Zeitmangel" die angebotenen Impfungen nicht wahrnehmen, die sog. „Impfmüden". Der Begriff „Impfmüdigkeit" der Deutschen soll die Haltung von Menschen in einem Rundumsorglos-Gesundheitssystem beschreiben, in dem ein hohes Maß an gesundheitlicher Versorgung und Absicherung dazu verleitet, die eigene Entfaltung höher einzustufen als Verantwortung für die Allgemeinheit und Fürsorge für den Schwächeren. Wer die Gefahr einer potentiell tödlichen Infektionskrankheit, die durch eine Impfung vermeidbar ist, billigend für sich und für andere in Kauf nimmt, setzt letztendlich die Errungenschaften der modernen Medizin aufs Spiel.

„Impfgegnerschaft ist eine kulturelle Wohlstandsverwahrlosung, eine Dummheit, die man sich nur in den reichen Ländern der Welt leisten kann", pointierte es der Schweizer Journalist Guido Mingels im SPIEGEL, Nr. 31 (2019).

Menschen in Entwicklungsländern, die viel Eigeninitiative aufbringen müssen, um in den Genuss von Impfungen zu kommen, können über unseren Umgang mit diesem Thema nur den Kopf schütteln.

Spagat zwischen Pflicht und Kür

Die Impfung gegen eine hochinfektiöse, gefährliche Infektionskrankheit ist alles andere als eine Privatsache. Dies sieht auch der Deutsche Ethikrat so: Er spricht sich gegen eine allgemeine Impfpflicht aus, sieht jedoch jeden Einzelnen moralisch verpflichtet, sich selbst gegen Masern impfen zu lassen und auch für einen ausreichenden Impfschutz seiner Kinder zu sorgen. Der Ethikrat schlägt einen Katalog niedrigschwelliger Maßnahmen vor, wie:

- Impf-Erinnerungssystem
- Gezielte Informationskampagnen

Der Rat hält es aber für gerechtfertigt und geboten, „eine mit Tätigkeitsverboten sanktionierbare Impfpflicht für bestimmte Berufsgruppen einzuführen". Gemeint sind damit vor allem im Gesundheits-, Sozial-und Bildungswesen beschäftigte Personen, die eine Infektion aufgrund ihrer Tätigkeit mit höherer Wahrscheinlichkeit weitergeben können als andere.

Der Ethikrat stellt abschließend fest:

„Erst wenn diese Maßnahmen nicht den gewünschten Erfolg zeigten, oder sich die Gefahrenlage durch um sich greifende Masernepidemien erheblich verändern würde, wären verpflichtende und sanktionierende Regelungen für weitere Bevölkerungsgruppen in Erwägung zu ziehen."

Mit anderen Worten: Die aktuelle Situation scheint für die Mitglieder des Ethikrates noch nicht kritisch genug zu sein.

Bei der Güterabwägung sollten sich alle Beteiligten darüber im klaren sein, dass:

- große Teile der Bevölkerung Impfen als „reine Privatsache" empfinden
- Vernunft sich durch Information und Aufklärung nur bedingt steigern lässt.

Die 1965 von den Gesundheitsämtern mit dem Slogan: "Schluckimpfung ist süß, Kinderlähmung ist grausam" bundesweit durchgeführte Polio-Impfaktion war die letzte ihrer Art. Seitdem hat sich der Staat beim Thema Impfen weitgehend zurückgezogen. Der ÖGD ist hier kaum noch aktiv, das Impfwesen ist in die Hände der niedergelassenen Ärzte übergegangen. Mit den entsprechenden Folgen: Impfen wird als Privatsache empfunden, die eigene Person, bzw. das eigene Kind stehen im Mittelpunkt der Impfentscheidung. Impfen als Public Health-Maßnahme zum Schutz der allgemeinen öffentlichen Gesundheit ist nicht relevant für das Individuum.

95 Prozent Vernunft der Bürger, damit die deutsche Gesellschaft die erforderliche Herdenimmunität erreicht, sind ein zu hohes Quorum. Impfgegner und Impfskeptiker sind keine homogene Gruppe, die sich mit einem noch so gut gemachten Überzeugungskonzept „auf Linie bringen" ließe. Kinderärzte stellen fest, dass Beratungsgespräche mit impfkritischen Eltern kaum mehr sachlich zu führen sind, sondern die Gespräche stets emotional sind und auch oft latent aggressiv verlaufen. Und wenn Eltern an sich impfbereit sind, sehen sie sich in Geburtsvorbereitungskursen und ähnlichen Interaktionsgruppen mit Anfeindungen konfrontiert, weil sie sich der Ärzte-und Pharmalobby beugen, anstatt ihr Kind vor deren Nadeln zu schützen.

Bei der Diskussion um die Einführung einer Masernimpfpflicht bemühen die Gegner von Pflichtimpfungen gern unser Grundgesetz, das in diesem Jahr seinen 70. Geburtstag feiert. Zweifelsfrei ist unser Grundgesetz der wichtigste Garant für die Reche jedes einzelnen Bürgers. Übersehen wird dabei allerdings häufig, dass die freie Persönlichkeitsentfaltung des Individuums die Rechte anderer nicht verletzen und nicht zu Lasten des Gesamtwohls erfolgen darf.

Die überhitzte Debatte über die Beschneidung der persönlichen Freiheit zum Nutzen der Allgemeinheit und die durch die Rundumversorgung auf höchstem wissenschaftlichen Niveau geförderte Sorglosigkeit kann durchaus dazu führen, dass in der gesundheitspolitischen Lenkung falsche Prioritäten gesetzt werden. Die Abkehr von dem Prinzip, gerade die Schwächsten zu schützen, leistet der fortschreitenden Ökonomisierung des Gesundheitssystems Vorschub. Das ist es, was Impfmüdigkeit so gefährlich macht – weit gefährlicher, als die Impflücken an sich.

2.2.8.1 Diskussion der Argumente von Impfgegnern [15]

Andrea Sack

„Krankheiten gegen die geimpft wird, treten in Deutschland gar nicht mehr auf"

Einige Infektionen wie Kinderlähmung kommen seit vielen Jahren in Deutschland nicht mehr vor oder sind, wie Diphtherie, hierzulande eine Rarität geworden. Allerdings ist dies bereits das Resultat von Impfprogrammen. Sinkende Impfquoten bergen prinzipiell auch die Gefahr neuer Epidemien. Das zeigen beispielsweise Poliomyelitis-Ausbrüche in den Jahren 1978 und 1992 in niederländischen Gemeinden, in denen aufgrund religiöser Vorbehalte Impfungen abgelehnt wurden. Bei der ersten Epidemie erkrankten 110 Personen, bei der zweiten 71 Personen an Kinderlähmung. Auch nachdem die Weltgesundheitsorganisation (WHO) 2002 die WHO-Region Europa als poliofrei anerkannt hatte, kam es zu einer Einschleppung von Poliowildviren. In Tadschikistan wurden 2010 über 600 Fälle akuter schlaffer Lähmungen gemeldet. In 334 Fällen konnte ein Poliowildvirus nachgewiesen werden. Unter den bestätigten Fällen wurden 14 Todesfälle verzeichnet. Trotz Sicherheitsvorkehrungen (Einreiseverbot, Einfuhrverbot für Lebensmittel) wurde das ursprünglich aus Indien stammende Virus von Tadschikistan auch nach Russland weiterverschleppt und verursachte dort mehrere Krankheitsfälle.

Weitaus dramatischer noch als diese Polioausbrüche waren die Diphtherie-Wellen in Russland und den anderen Nachfolgestaaten der Sowjetunion, wo in den neunziger Jahren in der Folge sinkender Impfquoten insgesamt über 150.000 Menschen erkrankten und mehr als 6.000 verstarben. Im Zuge solcher Epidemien können durch den internationalen Reiseverkehr Infektionen jederzeit auch nach Deutschland eingeschleppt werden.

„Die Wirksamkeit von Impfungen wurde niemals belegt"

Ein Impfstoff erhält nur dann eine Zulassung, wenn nachgewiesen ist, dass er auch wirksam und verträglich ist. Den Nachweis muss der Hersteller in vorklinischen Untersuchungen und klinischen Prüfungen erbringen. Geprüft werden die wissenschaftlichen Belege auf EU-Ebene unter der Regie der Europäischen Arzneimittelagentur European Medicines Agenc (EMA). In Deutschland liegt die Verantwortung beim Paul-Ehrlich-Institut (PEI) als Bundesinstitut für Impfstoffe und biomedizinische Arzneimittel.

Nach der Zulassung werden meist von den Herstellern selbst, aber auch von unabhängigen Wissenschaftlern aus Universitäten und Forschungsinstituten Studien durchgeführt, in denen die Wirksamkeit und Sicherheit von Impfungen fortlaufend untersucht wird. Daher konnten bei Impfstoffen, die bereits seit vielen Jahrzehnten eingesetzt werden, zum Beispiel Masernimpfstoff, deren Wirksamkeit und Sicherheit bei Millionen von Menschen belegt werden.

Ausdruck der Wirksamkeit von Impfstoffen ist nicht zuletzt die Tatsache, dass impfpräventable Infektionen wie Polio, Diphterie, Masern usw. weltweit erfolgreich zurückgedrängt und Todesfälle vermieden werden konnten.

„Man kann trotz Impfung erkranken"

Keine einzige Impfung vermag ausnahmslos alle Geimpften zu schützen ebenso wie kein Medikament bei sämtlichen Patienten wirkt. Allerdings können Impfungen die Erkrankungswahrscheinlichkeit deutlich senken. Man stelle sich folgendes Szenario vor: In einer Grundschule träte eine Masernepidemie auf. Die eine Hälfte der Schüler wäre geimpft, die andere nicht. Statistisch gesehen würden etwa 97 bis 98 Prozent der nicht geimpften Schüler erkranken, wohingegen unter den Geimpften nur zwei bis drei Prozent erkrankten. Bei der Grippeimpfung dagegen ist die Wirkung weniger gut. Je nach Alter und Gesundheitszustand schützt sie nur bis ca. 70 % Prozent der Geimpften vor einer Erkrankung durch Influenza. Bei alten Menschen ist der Schutz vor einer Erkrankung in der Regel am schlechtesten. Falls sie jedoch erkranken, schützt sie die Grippeschutzimpfung gut vor schweren oder tödlich Krankheitsverläufen.

Des Weiteren kann eine nicht rechtzeitig durchgeführte Auffrischimpfung oder ein noch unvollständig aufgebauter Immunschutz die Impfung weniger effektiv werden lassen. So müssen die klassischen Kinder-Schutzimpfungen zunächst mehrfach nach einem zeitlich geregelten Schema wiederholt werden, bevor man mit einer zuverlässigen und dauerhaften Schutzwirkung rechnen kann. Darüber hinaus gibt es Impfungen, die lediglich besonders schwere Erkrankungsverläufe verhindern. Dies ist bei der sogenannten BCG-Impfung gegen Tuberkulose der Fall, die man hierzulande bis Ende der neunziger Jahre standardmäßig bei Säuglingen durchführte, inzwischen aber vor allem wegen der vergleichsweise geringen Erkrankungswahrscheinlichkeit als Regelimpfung aufgegeben hat. Diese Impfung schützte die Kinder zwar nicht vor einer Tuberkuloseinfektion an sich – aber vor ihren schlimmsten Komplikationen mit Befall des ganzen Körpers und Gehirns.

„Impfstoffe überlasten das Immunsystem und werden zu früh im Leben verabreicht"

Diese Aussage bezieht sich auf die Gabe von Sechsfach-Impfstoff vom vollendeten zweiten Lebensmonat an – gemäß der offiziellen STIKO-Empfehlung (Impfkalender).

Fakt ist, dass Kinder heutzutage gegen mehr Krankheiten geimpft werden als früher. Die Zahl der dabei übertragenen Antigene in den Impfstoffen hat sich hingegen deutlich verringert. So beinhaltete allein der alte Keuchhusten-Impfstoff, indem das vollständige Bakterium enthalten war, rund 3.000 solcher Antigene. In allen heutigen Schutzimpfungen zusammengenommen finden sich dagegen nur ~150. Der Grund dafür liegt darin, dass die modernen Impfstoffe hoch gereinigt sind und zumeist nur einzelne Bestandteile der Erreger enthalten.

Das kindliche Immunsystem setzt sich täglich mit einer vielfach größeren Menge von Antigenen auseinander, als dies bei Impfungen der Fall ist. Auch aus der Epidemiologie gibt es keinerlei Hinweise dafür, dass beispielsweise der Gesundheitszustand von Menschen in der früheren DDR – mit ihren hohen Impfraten mit tausenden Komponenten – schlechter wäre als der Gesundheitszustand von Menschen in Ländern mit niedriger Impfrate. Auch die Häufigkeit von Allergien war in den neuen Bundesländern deutlich geringer als im Westen, trotz – oder gerade wegen – hoher Impfraten in der DDR.

Es gibt auch keine Hinweise darauf, dass Mehrfachimpfstoffe die Immunabwehr überlasten. Hingegen kann die Zahl der erforderlichen Spritzen durch Mehrfachimpfstoffe deutlich reduziert werden.

„Impfungen verursachen die Erkrankungen, gegen die sie schützen sollen“

Nur sehr wenige Impfstoffe enthalten abgeschwächte, noch lebende Erreger. Diese können tatsächlich krankheitsähnliche Symptome hervorrufen – eine voll ausgeprägte Erkrankung entwickelt sich aber praktisch nie. Bekanntestes Beispiel sind die „Impfmasern“. Da der Masernimpfstoff ein abgeschwächtes, aber noch vermehrungsfähiges Masernvirus enthält, kommt es bei rund fünf Prozent der Geimpften nach etwa einer Woche zu einem masernartigen Hautausschlag und Fieber. Diese Symptome gehen in der Regel mit der Ausbildung einer guten Immunität gegen Masern einher. Eine voll ausgeprägte Masernerkrankung oder bekannte Komplikationen wie Mittelohr- oder Lungenentzündungen treten nicht auf.

Auch die gefürchtete Entzündung des Gehirns, die Masern-Enzephalitis, tritt nach einer Masernimpfung nur in Ausnahmefällen auf. Einzelne Fälle wurden vor allem berichtet, wenn Personen mit einer unerkannten Kontraindikation für eine Masernimpfung (z. B. Erkrankung des Immunsystems) geimpft worden waren. Nach einer Impfung von gesunden Menschen wird sie so gut wie nicht beobachtet.

Zu Zeiten der Polio-Schluckimpfung gab es leider immer wieder Fälle von Kinderlähmung (Poliomyelitis), die durch die Impfung selbst verursacht wurden. Der Lebendimpfstoff, der die Poliomyelitis mit gutem Erfolg zurückdrängen half, verursachte selbst jedes Jahr einige wenige Infektionen. Die Schluckimpfung mit diesem Lebendimpfstoff wird daher nicht mehr durchgeführt. Seit 1998 empfiehlt die STIKO die Polio-Impfung aus den oben genannten Gründen nur noch per Injektion mit dem Totimpfstoff, der die Erkrankung nicht auslösen kann.

Die meisten Impfstoffe enthalten abgetötete Erreger oder, wie etwa die Grippeimpfstoffe, nur deren Bestandteile. Eine „Impfkrankheit“ kann hier nicht auftreten, wohl aber lokale oder allgemeine Reaktionen wie weiter oben beschrieben.

„Risiken und Nebenwirkungen von Impfungen sind unkalkulierbar"

Unbestritten ist, dass Impfungen Nebenwirkungen haben können (vgl. weiter oben im Text) und es sind auch Menschen an den Folgen von Impfungen gestorben.

Allerdings kursieren in Laienmedien und -foren Gerüchte über Impfstoff-bedingte Krankheiten. Immer wieder ist in den vergangenen Jahren darüber gestritten worden, ob Autismus, Diabetes oder selbst Multiple Sklerose durch Impfungen ausgelöst werden könnten. Einen Nachweis dafür gibt es allerdings bis heute nicht, vielmehr sprechen die Ergebnisse zahlreicher Studien gegen einen Zusammenhang zwischen Impfungen und den genannten Krankheiten.

Der britische Arzt Andrew Wakefield hatte Ende der neunziger Jahre nach einer sehr kleinen Studie (zwölf Kinder) die Hypothese aufgestellt, dass die Masern-Mumps-Röteln-Impfung zu Schäden im Darm und dadurch zum Eindringen neurotoxischer Substanzen in den Organismus führen könnte. Dies behindere die geistige Entwicklung und begünstige Autismus. Es wurden größere Studien durchgeführt, um die Hypothese zu überprüfen, aber keine Untersuchung konnte den behaupteten Zusammenhang bestätigen. Dann kam heraus, dass Wakefield von Anwälten Geld erhalten hatte, die Eltern Autismus-betroffener Kinder vertraten und nach Verbindungen zwischen Autismus und Impfung suchten, um Hersteller des Impfstoffes zu verklagen. Im Jahr 2004 zogen zehn der ursprünglich 13 Autoren der eingangs erwähnten Studie ihre Interpretation offiziell zurück. Der verantwortliche Arzt verlor 2010 in Großbritannien wegen unethischen Verhaltens seine Zulassung.

Ebenso wenig ließ sich ein Zusammenhang zwischen Pertussisimpfung und Hirnschaden, Hib-Impfstoffen und Diabetes mellitus, Hepatitis-B-Impfstoff und Multiple Sklerose oder MMR-Impfstoff und Enzephalitis bestätigen.

Zu unterscheiden ist hier zwischen Koinzidenz und Kausalität. Dazu ein Beispiel: Im Rahmen der Grundimmunisierung vieler Jahrgänge mit mehr als 800.000 Kindern mit drei Dosen DTP-Impfstoff waren in den 1970er Jahren in einzelnen Fällen „Hirnschäden" und sogar Todesfälle aufgetreten. Impfgegner nahmen dies zum Anlass, die Sicherheit des damals verwendeten Keuchhusten-Impfstoffes in Frage zu stellen: Die Impfempfehlung wurde daraufhin ausgesetzt – mit der Folge, dass in den folgenden Jahrzehnten viele Kinder in Deutschland an Pertussis erkrankten und auch daran verstarben. Heute ist gut dokumentiert, dass der Impfstoff weder Hirnschäden noch Tod hervorruft. In einer Geburts-Kohorte von 800.000 Kindern im Rahmen von drei Impfterminen über zwölf Monate hinweg kann jede Krankheit auftreten, die auch ohne Impfung auftreten würde. Hirnschäden als Folge einer angeborenen Krankheit oder der plötzliche Kindstod – bis Ende der 1990er Jahre einen von 1.000 Säuglingen betreffend – sind nur einige Beispiele.

Vor einigen Jahren wurde erneut die Vermutung diskutiert, der plötzliche Kindstod könnte durch Impfungen begünstigt werden, da Kinder in einer Reihe von Fällen kurz nach einer Immunisierung verstorben waren. Inzwischen weisen Studien sogar eher in die entgegengesetzte Richtung. So stellten Mediziner von der Universität Magdeburg bei einer umfangreichen Analyse von gut 300 Kindstodesfällen fest, dass diese betroffenen Babys seltener und später geimpft worden waren als üblich.

Nach ärztlichem Standesrecht und seit 2001 auch nach Infektionsschutzgesetz muss der Verdacht auf eine Impfkomplikation (also auch koinzidente Ereignisse!) den Gesundheitsbehörden gemeldet werden. Das PEI bewertet die Meldungen im Hinblick auf einen ursächlichen Zusammenhang mit der Impfung mit dem Ziel, mögliche Risikosignale sehr seltener Nebenwirkungen frühzeitig zu erkennen und entsprechende Maßnahmen ergreifen zu können. Somit ist sichergestellt, dass auch nach der Zulassung die Impfstoffe einer kontinuierlichen Sicherheitskontrolle unterliegen.

Für das Jahr 2018 wurden dem PEI 3.570 Verdachtsfälle von Impfnebenwirkungen/Impfkomplikationen gemeldet, davon

- 43 % wieder hergestellt
- 30 % schwerwiegend
- 2,3 % (n 82) bleibender Schaden (bei 39 dieser Fälle kein Zusammenhang zur Impfung)
- 0,6 % (n 22) Tod (bei 12 der Todesfälle kein ursächlicher Zusammenhang zur Impfung).

Verdachtsfälle sind nicht automatisch gesicherte Fälle, sondern werden vom PEI bewertet. Die Angaben für 2018 beziehen sich auf geschätzt mehr als 36 Millionen (von der GKV erstattete) Impfdosen.

Auch wenn man von einer Untererfassung der Komplikationen in unbekannter Höhe ausgehen kann, so belegen diese Zahlen dennoch die hohe Sicherheit der in Deutschland angewendeten Impfstoffe. Diese Nebenwirkungsraten liegen deutlich niedriger als noch vor wenigen Jahrzehnten, auch weil sich die Impfstoffproduktion entscheidend verbessert hat.

3 Impfprogramme versus Impfpflicht

Viele Gesundheitspolitiker setzen auch beim Thema Impfen auf das **Präventionsgesetz**: Danach müssen Eltern vor Aufnahme ihres Kindes in eine KITA oder einen Kindergarten nachweisen, dass sie sich zum Impfschutz beraten lassen haben.

Des Weiteren verpflichtet sich das Präventionsgesetz die Hausärzte, bei jeder Routineuntersuchung den Impfschutz ihrer Patienten zu überprüfen und fehlende Impfungen anzubieten.

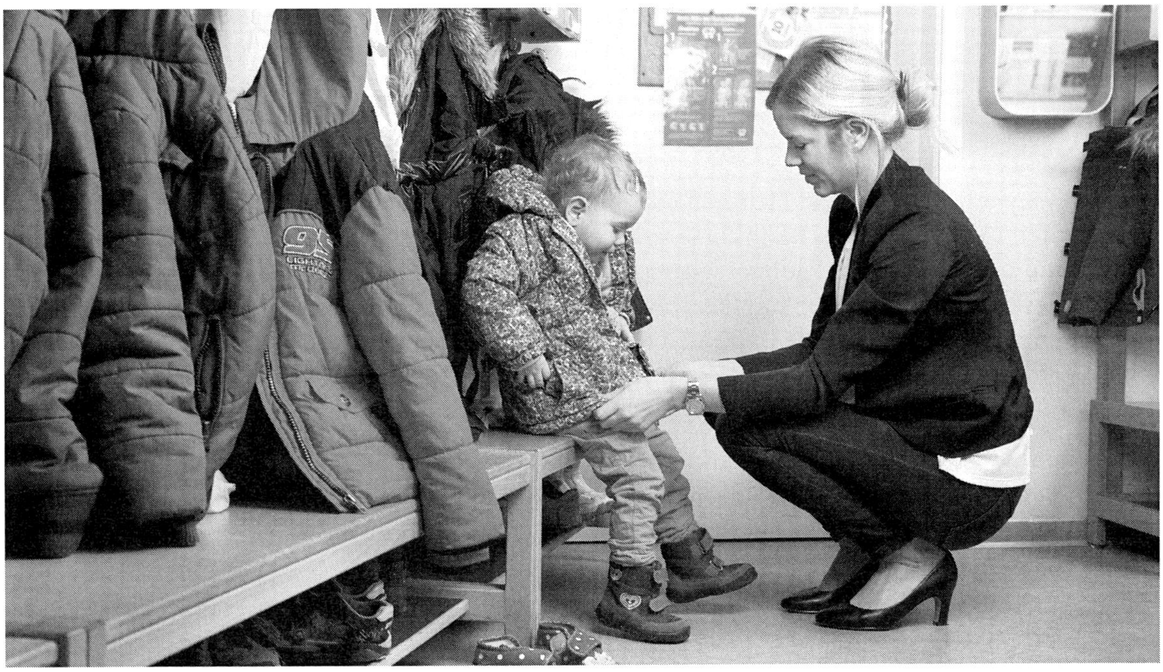

Abb. 3-1 Bei einem Masernausbruch können ungeimpfte Kinder vorübergehend vom Besuch der Gemeinschaftseinrichtung ausgeschlossen werden. Quelle: Fotolia

Anders als in den USA haben wir in Deutschland keinen „Surgeon General", der alle Belange der öffentlichen Gesundheit gegenüber der Bundesregierung und der Öffentlichkeit vertritt. Gezielte Impfprogramme, die dazu beitragen könnten, die problematischen Impflücken in den verschiedenen Altersklassen der Bevölkerung zu schließen, werden durch das föderale System erschwert: In Deutschland ist Gesundheit Ländersache, und in den Ländern herrschen auch zur konkreten Umsetzung von Impfprogrammen unterschiedliche Auffassungen.

Die Einführung einer **Impfpflicht** wird von Gesundheitspolitikern kontrovers diskutiert: Die einen schließen sie zumindest als ultima ratio nicht länger aus, die anderen lehnen sie als Eingriff in die Persönlichkeitsrechte kategorisch ab.

Der Berufsverband der Kinder- und Jugendärzte (BVKJ) hat unlängst die Impfpflicht für alle Kinder gefordert. Der BKVJ begründet seine Forderung damit, dass die für den Herdenschutz benötigte Durchimpfungsrate von 95 Prozent bisher nur in Ländern mit Impfpflicht erreicht wird. So sind beispielsweise Länder mit Impfpflicht wie Skandinavien und die Vereinigten Staaten seit 2000 frei von inländisch erworbenen Masern, nachdem eine Maserndurchimpfungsrate von mehr als 95 Prozent realisiert wurde. Der Deutsche Gesetzgeber solle dem Beispiel Italiens folgen, so der BVKJ. Bereits im Mai 2017 hat Italien eine Impfpflicht für Masern eingeführt. Anlass war der seit Januar anhaltende Masern-Ausbruch, der 4220 Erkrankungen auslöste und drei Todesopfer kostete.

Im Herbst 2017 hat dann das italienische Verfassungsgericht eine von der Regierung erlassene erweiterte Impfpflicht gebilligt: Kinder in Italien erhalten ab sofort obligatorisch zehn Impfungen, u. a. gegen Masern, Diphtherie und Tetanus. Eltern, die der Impfpflicht nicht nachkommen, riskieren Geldstrafen zwischen 100 und 500 €. In Europa wird die Impfpflicht zunehmend „salonfähig", so z. B. auch bei unseren französischen Nachbarn:

Bisher sind in Frankreich Impfungen gegen Diphtherie, Tetanus und Poliomyelitis Pflicht. Gesundheitsministerin Agnes Buzyn will die Impfpflicht im Jahr 2018 auf elf bisher nur empfohlene Impfungen erweitern, darunter die gegen Masern, Röteln, Pertussis und Hepatitis B. Bei Unterlassung drohen Gefängnisstrafen von bis zu sechs Monaten und Geldbußen bis zu 3750 Euro.

Die Analyse der Impflücken in Deutschland zeigt allerdings: Eine Impfpflicht kann das Problem nur zum Teil lösen, da sie bei Kleinkindern ansetzen würde. In dieser Altersgruppe ist die Impfmedizin gut organisiert. Die Pädiater leisten hier einen vorbildlichen Job, und die meisten Eltern sind zu diesem Zeitpunkt einer Impfberatung gegenüber aufgeschlossen. Aber je älter die Kinder werden, umso mehr nehmen die Impfraten ab. Hier wären möglicherweise „aufsuchende Impfangebote", also entsprechende Impfaktionen in Schulen und Betrieben, ein erfolgversprechender Ansatz.

Die Zukunft wird entscheiden, ob „Aufklärung statt Zwang" oder die generelle Impfpflicht zielführend sind, oder ob vielleicht der Königsweg in einer Kombination besteht: Aufklärung und Kommunikation plus Impfpflicht bei speziellen Konstellationen, z. B. für medizinisch Beschäftigte mit direktem Kontakt zu Risikopatienten.

An Ideen für neue Strategien zur Steigerung der Impfraten mangelt es nicht.

Ein Vorstoß kommt aus der Pharmaindustrie: Der **Nationalen Lenkungsgruppe Impfung (NaLI)** solle die Aufgabe übertragen werden, einen Maßnahmenplan zu entwickeln und umzusetzen. Die Bundesregierung solle jährlich über die Erfolge informiert werden. Die NaLI solle außerdem damit beauftragt werden, die Einführung eines Impfregisters zu prüfen.

Nach wie vor schwierig ist die konsequente, professionelle Implementierung in der Praxis. Die Umsetzung von Impfpräventionsprogrammen erfordert neben Aufklärung und Information eine Postvakzinations-Surveillance mit Transparenz und nachvollziehbarer Bewertung auch seltener Nebenwirkungen sowie vor allem eine professionelle Kommunikation im Sinne der Risikokommunikation. Risikokommunikation in der Impfmedizin bedeutet insbesondere auch, dass Experten bei kontroversen Ansichten ihren Meinungsdissens nicht in der Öffentlichkeit diskutieren und einzelne Fachgesellschaften wie die Deutsche Gesellschaft für Allgemeinmedizin (DEGAM) sich nicht über die STIKO-Empfehlungen hinwegsetzen und eigene Impfempfehlungen publizieren.

Die strategischen Instrumente der öffentlichen Meinungsbildung (Presse, Internet) müssen zielgruppenorientiert und professionell eingesetzt werden und dürfen nicht für persönliche Selbstdarstellung missbraucht werden. Alle für Impfaufklärung und -förderung per Gesetz verantwortlichen Institutionen müssen eingefahrene, bisher erfolglose Gleise der Öffentlichkeitsarbeit zugunsten moderner Medien- und Werbetechniken verlassen.

4 Impfungen im Arbeitsschutz

Was sagen die STIKO-Empfehlungen?

In den ersten Jahren nach ihrer Gründung im Jahre 1972 befasste sich die STIKO zunächst mit der Etablierung von Immunisierungsmaßnahmen im Säuglings-, Kinder- und Jugendlichenalter und erstellte entsprechende Impfpläne. Anfang der 1980er-Jahre formulierte die Kommission einige Indikationen für Erwachsene, so z. B. die Standardimpfungen gegen Tetanus und Diphtherie.

In der zweiten Hälfte der 1990er Jahre, als sich Impfungen gegen Masern, Mumps, Röteln und Varizellen als wichtige Impfungen auch für Erwachsene etablierten, wurde unter den Impfindikationen die Kategorie „bei erhöhtem beruflichen Risiko nach Gefährdungsbeurteilung (BiostoffV)" in die STIKO-Empfehlungen aufgenommen. Die dort unter „Berufliches Risiko" gelisteten Impfungen sollten dazu dienen, einen Impfschutz aus hygienischen Gründen bzw. zum Schutz Dritter zu erreichen, im Gesundheitswesen also eine Verknüpfung des Selbstschutzes aus arbeitsmedizinischer Sicht mit dem Schutz des Patienten. Das klassische Beispiel für diese Verzahnung ist die Hepatitis B-Impfung:

Grundsätzlich sind alle im Gesundheitsdienst Beschäftigten durch Blutkontakte gefährdet, von einem infektiösen Patienten eine Hepatitis B-Infektion zu akquirieren, wie die hohe Antikörper-Seroprävalenz in dieser Berufsgruppe erklärt. Andererseits sind weltweit mehr als 700 Übertragungsfälle dokumentiert, bei denen ein infektiöser Beschäftigter einen nicht-immunen Patienten infiziert hat. [16]

4.1 Impfindikationen gemäß Kategorie „B"

Die Tabelle 2 der Empfehlungen der Ständigen Impfkommission (STIKO) am Robert Koch-Institut 2017/2018 enthält die Kategorie „B":

„Impfungen auf Grund eines erhöhten beruflichen Risikos, z. B. nach Gefährdungsbeurteilung gemäß Arbeitsschutzgesetz/Biostoffverordnung/Verordnung zur arbeitsmedizinischen Versorge (ArbMedVV) und/oder zum Schutz Dritter im Rahmen der beruflichen Tätigkeit."

Der Aspekt der Patientensicherheit dürfte in der Zukunft zunehmend an Bedeutung gewinnen. Das Recht des Patienten auf Schutz vor Infektionsgefahren im Krankenhaus ist im Gesetz sicher verankert, und der Betreiber einer Gesundheitseinrichtung muss sich mit diesem Thema intensiv beschäftigen. Berufsbedingte Impfindikationen für Beschäftigte im Gesundheitswesen werden zunehmend auch in einschlägigen Leitlinien thematisiert.

So verweist die S2K-Leitlinie zur Diagnostik schwangerschaftsrelevanter Virusinfektionen in ihren allgemeinen Empfehlungen ausdrücklich auf die Impfungen des ärztlich/pflegerisch tätigen Personals mit beruflichen Kontakten zu Schwangeren:

> „Personen, die beruflichen Kontakt zu Schwangeren haben, sollen nach den gültigen Impfempfehlungen geimpft sein, um eine Übertragung impfpräventabler, potentiell gefährlicher Infektionen auf Schwangere zu vermeiden. Insbesondere sollte Immunschutz gegen Masern, Mumps, Röteln, Hepatitis B, saisonale Influenza und Windpocken vorliegen. Die betroffenen Mitarbeiter müssen auf die Gefahren einer möglichen Übertragung dieser Infektionen auf Schwangere hingewiesen werden."

4.2 Bedeutung der Impfungen in der Arbeitsmedizin

Das Potenzial der Impfungen in der Arbeitsmedizin wird leider von der Betriebsärzteschaft noch nicht adäquat genutzt. Inzwischen findet sich die Kennzeichnung „B“ bei fast allen Indikationen im Impfkalender. Das bietet also grundsätzlich die Möglichkeit, das Thema Impfung bei jedem arbeitsmedizinischen Kontakt mit den Beschäftigten anzusprechen.

Dafür sprechen:

- die niedrigen Durchimpfungsraten für die jährliche Influenza-Impfung bei im Gesundheitsdienst Beschäftigten
- die jährlichen etwa 15 % der dem RKI übermittelten Hepatitis B-Fälle, die vor allem aus dem Gesundheitsdienst stammen

Gesetzliche Grundlagen für Impfungen im Arbeitsleben sind die Biostoffverordnung und die Verordnung zur arbeitsmedizinischen Vorsorge.

Die **Biostoffverordnung (BioStoffV)** regelt die Pflichten des Arbeitgebers bzgl. Gefährdungsbeurteilung und Unterrichtung der Beschäftigten, die im Rahmen ihrer Tätigkeiten mit Biostoffen in Kontakt kommen. Das Technische Regelwerk für Biologische Arbeitsstoffe 250 (TRBA 250) beschreibt im Detail, wie dies umzusetzen ist.

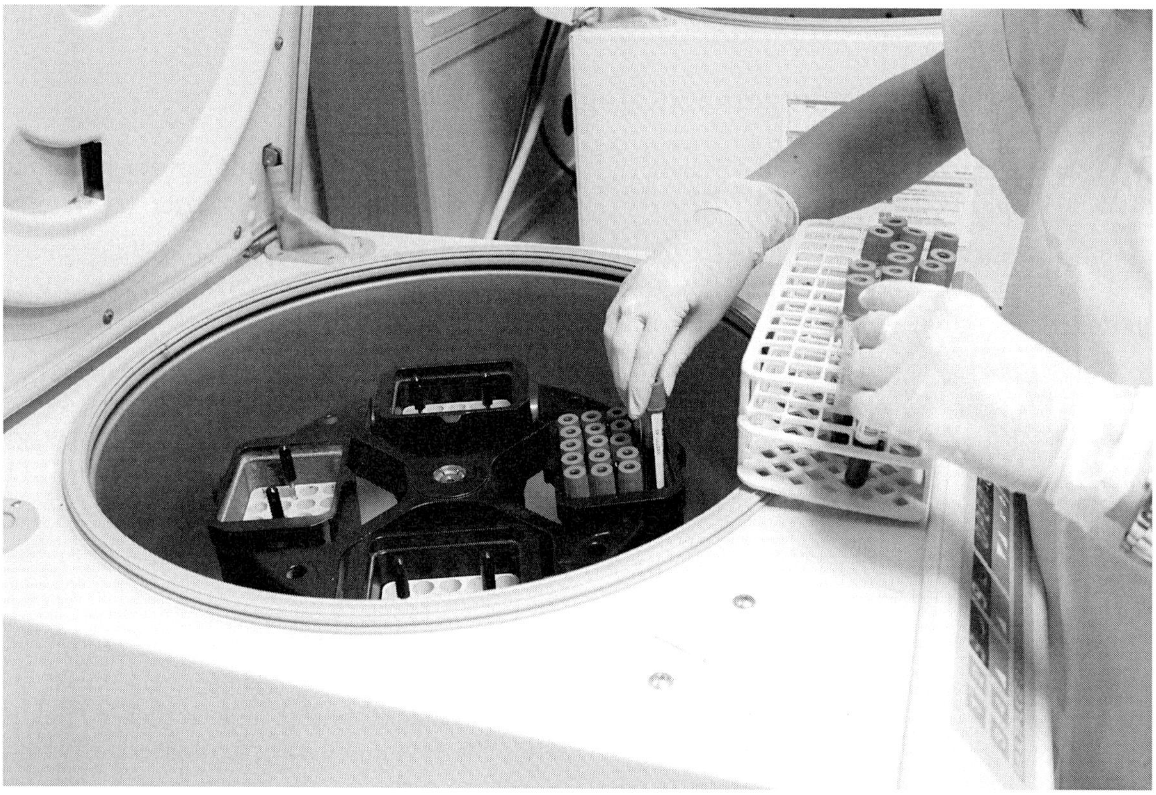

Abb. 4-1 Arbeitsplatz im Labor mit Kontakt zu Biostoffen. Quelle: Fotolia

Die BioStoffV als das zentrale Regelwerk für den Arbeitsmedizinischen Gesundheitsschutz der Beschäftigten regelt:

- Untersuchungen der Mitarbeiter
  Inhalt und Umfang der Untersuchungen sind in der BioStoffV eindeutig geregelt und **verpflichtend**.
- Immunisierungen
  Impfungen sind – soweit verfügbar – den Beschäftigten anzubieten, und der Arbeitgeber hat die Kosten zu tragen.
  Eine Duldungspflicht für Impfungen durch den Arbeitgeber kann aber aus der BioStoffV für die Beschäftigten nicht abgeleitet werden.

4.2.1 Spezielle Chancen für die Impfprävention in der Betriebsmedizin

Dank der moderneren Medizin können immer mehr Menschen mit schwerwiegenden Erkrankungen am Arbeitsleben teilnehmen. Viele dieser Beschäftigten weisen ein erhöhtes Infektionsrisiko auf. Dieses erhöhte Risiko hat entsprechende Auswirkungen auf die Prävention und Gesundheitsförderung der Betriebsmedizin, auch im Gesundheitsdienst, und zwar mit steigender Tendenz durch zunehmende Überalterung der Bevölkerung und Verschiebung des Renteneintrittsalters in höhere Altersklassen.

Als Hochrisikopersonen im Sinne eines krankheits- oder therapiebedingt geschwächten Immunsystems gelten Menschen mit:

- einer HIV-Infektion,
- einer Krebserkrankung oder chronischen Niereninsuffizienz,
- Personen unter immunsuppressiver Therapie, also Patienten mit Rheumatoider Arthritis oder Plaque-Psoriasis.

Hochrisikopatienten haben beispielsweise im Vergleich zur Allgemeinbevölkerung ein etwa 4-fach erhöhtes Risiko, an einer Pneumonie zu erkranken und sollten unbedingt die gemäß STIKO für diese Hochrisikogruppe empfohlene sequenzielle Pneumokokken-Impfung erhalten. Diese soll mit dem 13-valenten Pneumokokken-Konjugatimpfstoff PCV13 begonnen und im Abstand von 6 bis 12 Monaten mit dem Polysaccharidimpfstoff PPSV23 vervollständigt werden.

Menschen mit einer chronischen Grunderkrankung wie Diabetes, Asthma oder kardialen Problemen, bei denen meist eine Immunsuppression anzunehmen ist, sollen eine einfache Impfung mit PPSV23 erhalten. Darüber hinaus sollten bei jedem betriebsärztlichen Kontakt insbesondere bei Anhalt für Immundepression auch andere Infektionsgefahren wie durch Meningokokken und Influenza-Viren gezielt angesprochen werden.

Jeder Betriebsarzt sollte die Möglichkeit, im Gesundheitswesen besonders gefährdete Mitarbeiter nicht nur arbeitsmedizinisch zu beraten und zu begleiten, sondern sie auch über das große Potential von Impfungen aufzuklären, konsequent nutzen.

4.2.2 Relevante Impfungen der Kategorie B für Beschäftigte im Gesundheitswesen

Die folgenden Hinweise basieren auf der Grundlage der STIKO-Empfehlungen mit Stand August 2020.

Hepatitis A

Indikation

Personen mit erhöhtem beruflichen Expositionsrisiko, einschließlich Auszubildende, Praktikanten, Studierende und ehrenamtlich Tätige mit vergleichbarem Expositionsrisiko in den folgenden Bereichen:

- Gesundheitsdienst (inkl. Sanitäts-und Rettungsdienst, Küche, Labor, technischer und Reinigungsdienst, psychiatrische und Fürsorgeeinrichtungen,
- Personen mit Abwasserkontakt, z. B. in Kanalisationseinrichtungen und Klärwerken Beschäftigte,
- Tätigkeit (inkl. Küche und Reinigung) in Kindertagesheimen, Behindertenwerkstätten, Asylbewerberheimen u.a).

Anwendung

Die Grundimmunisierung und die Auffrischimpfung nach Angaben in den Fachinformationen. Die serologische Vortestung auf Anti-HAV ist nur bei den Personen sinnvoll, die länger in Endemiegebieten gelebt haben oder in Familien aus Endemiegebieten aufgewachsen sind oder vor 1950 geboren wurden.

Hepatitis B

Indikation

Personen mit erhöhtem beruflichen Expositionsrisiko einschließlich Auszubildende, Praktikanten, Studierende und ehrenamtliche Tätige mit vergleichbarem Expositionsrisiko z. B. Personal in medizinischen Einrichtungen (einschließlich Labor- und Reinigungspersonal), Sanitäts-und Rettungsdienst, betriebliche Ersthelfer, Polizisten, Personal von Einrichtungen, in denen eine erhöhte Prävalenz von Hepatitis B-Infizierten zu erwarten ist (z. B. Gefängnisse, Asylbewerberheime, Einrichtungen für Menschen mit Behinderungen).

Anwendung

Eine routinemäßige serologische Testung zum Ausschluss einer vorbestehenden HBV-Infektion vor Impfung gegen Hepatitis B ist nicht notwendig. Eine Impfung von bereits HBV-infizierten Personen kann gefahrlos durchgeführt werden, ist allerdings wirkungslos. Eine serologische Testung kann in bestimmten Situationen sinnvoll sein (z. B. aus Kostengründen, zur Vermeidung unnötiger Impfungen, bei hohem anamnestischem Expositionsrisiko wie beispielsweise bei HBsAg-positivem Sexualpartner).

Zur Kontrolle des Impferfolgs sollte 4–8 Wochen nach der 3. Impfstoffdosis Anti-HBs bestimmt werden (erfolgreiche Impfung: Anti-HBs $\geq$ 100 IE/l).

Bei „Low-Respondern“ (Anti-HBs 10–99 IE/l) wird eine sofortige weitere Impfstoffdosis mit erneuter Anti-HBs-Kontrolle nach weiteren 4–8 Wochen empfohlen. Falls Anti-HBs immer noch < 100 IE/l, bis zu 2 weitere Impfstoffdosen jeweils mit anschließender Anti-HBs-Kontrolle nach 4–8 Wochen. Welches Vorgehen sinnvoll ist, falls nach insgesamt 6 Impfstoffdosen weiterhin Anti-HBs < 10 IE/lL, wird kontrovers diskutiert; siehe Erläuterungen im Epid. Bull. 36/2013.

Bei „Non-Respondern“ (Anti-Hbs < 10 IE/L) Bestimmung von HBsAg und Anti-HBc zum Ausschluss einer bestehenden chronischen HBV-Infektion. Falls beide Parameter negativ sind, weiteres Vorgehen wie bei „Low-Respondern“ (s. o.).

Nach erfolgreicher Impfung, d. h. Anti-HBs ≥ 100 IE/l, sind im Allgemeinen keine weiteren Auffrischimpfungen erforderlich. Ausnahme: Patienten mit humoraler Immundefizienz (jährliche Anti-HBs-Kontrolle, Auffrischimpfung wenn Anti-HBs < 100 IE/l), ggf. Personen mit besonders hohem individuellem Expositionsrisiko (Anti-HBs-Kontrolle nach 10 Jahren, Auffrischimpfung wenn Anti-HBs < 100 IE/l). Bei im Säuglingsalter gegen Hepatitis B geimpften Personen mit neu aufgetretenem Hepatitis-B-Risiko (Indikationen 1–4) und unbekanntem Anti-HBs sollte eine weitere Impfstoffdosis gegeben werden mit anschließender serologischer Kontrolle (s. o.).

Im Rahmen der Grundimmunisierung im Kindes- und Jugendalter sind serologische Nachtestungen zur Kontrolle des Impferfolges nicht erforderlich, und eine Auffrischimpfung nach Grundimmunisierung ist derzeit nicht generell empfohlen.

Wenn aber Personen, die in der Kindheit gegen Hepatitis B geimpft wurden, eine Beschäftigung im Gesundheitsdienst aufnehmen, ist dies als neu auftretendes Hepatitis B-Risiko zu betrachten, dass zum Anlass für eine HB-Auffrischung genommen werden soll.

Influenza

Indikation

Medizinisches Personal sowohl als Berufs-Gruppe mit erhöhter Gefährdung, als auch als Personengruppe, die als mögliche Infektionsquelle für die von ihr betreuten Risikopersonen (Patienten) fungieren kann.

Anwendung

Die **jährliche** Impfung im Herbst erfolgt mit einem inaktivierten quadrivalenten Impfstoff mit aktueller, von der WHO empfohlener Antigenkombination. Die jährliche Impfung wird auch dann empfohlen, wenn die Antigenzusammensetzung des Impfstoffs gegenüber der vorhergehenden Saison unverändert ist.

Pertussis

Indikation

Personen, die im Gesundheitsdienst oder in einer Gemeinschaftseinrichtung arbeiten [16].

Diese Impfungen sollen bei fortbestehender Indikation alle 10 Jahre wiederholt werden [17].

Anwendung

Eine Dosis Pertussis-Impfstoff.

Da ein monovalenter Pertussis-Impfstoff nicht mehr zur Verfügung steht, muss einer der verfügbaren Kombinationsimpfstoffe verwendet werden. Bei bestehender Indikation zur Pertussis-Impfung kann auch kurz nach einer erfolgten Tetanus-Diphtherie-Impfung eine Impfung mit der Tdap-Vakzine[2] durchgeführt werden, ohne dass es zu vermehrten Nebenwirkungen kommt (siehe dazu Epid. Bull. 33/2009, S340–341)

Auch bei hohen Durchimpfungsraten in der Bevölkerung kommen *B. pertussis* – Infektionen mit periodischen Wellen etwa alle drei bis fünf Jahre endemisch vor. Weder eine durchgemachte Erkrankung noch eine Impfung hinterlassen eine lang andauernde Immunität. Die Schutzwirkung des gut verträglichen DTaP-Impfstoffes[3] ist suboptimal (70–85 %). Einer von fünf bis zehn vollständig geimpften Säuglingen ist nicht geschützt! Der ohnehin suboptimale Impfschutz lässt im Laufe des Lebens kontinuierlich nach. Da sich der Impfschutz aber boostern[4] lässt, sind lebenslange Auffrischimpfungen bis auf weiteres die beste Option.

Poliomyelitis

Indikation

- Personal in Einrichtungen für Personen mit entsprechendem Infektionsrisiko (z. B. Asylanten),
- medizinisches Personal, das engen Kontakt zu Erkrankten haben kann,
- Personal in Laboren mit Infektionsrisiko.

Anwendung

Ausstehende Impfungen der Grundimmunisierung sollen mit IPV nachgeholt werden. Bei Personen mit weiter bestehendem Expositionsrisiko sollten Auffrischungen alle 10 Jahre erfolgen.

4.2.2.1 Indikation und Begründung der beruflichen Impfempfehlung zur MMR- und Varizellen-Impfung

Am 9. Januar 2020 hat das RKI seine Empfehlung für die beruflich indizierte Masern-Mumps-Röteln (MMR)- und Varizellenimpfung in einer umfangreichen Mitteilung zusammengefasst und unter Berücksichtigung der vorliegenden Evidenz für die beruflichen Indikationsgruppen angepasst. [18].

Der in der Novellierung des Infektionsschutzgesetzes (IfSG) verankerte Patientenschutz in Krankenhäusern und anderen medizinischen Einrichtungen wurde durch Inkrafttreten des Präventionsschutzgesetzes 2015 [19] noch einmal gestärkt.

---

[2] Tetanus, Diphtherie, Pertussis und Poliomyelitis (*Tdap*-IPV).

[3] Diphtherie- Tetanus- Pertussis-Impfstoff.

[4] Definition: Unter Boosterung versteht man in der Immunologie die schnelle und verstärkte Bildung eines Antikörpers nach wiederholter Antigen-Exposition.

Im Zuge dieser neuen Gesetzgebung wurde der STIKO nahegelegt, die Empfehlungen zur beruflich indizierten Impfung gegen Masern, Mumps und Röteln unter Berücksichtigung der aktuellen Epidemiologie und Impfstoffverfugbarkeit zu vereinheitlichen [13]. Diese Vereinheitlichung soll zu mehr Klarheit und zu einer leichteren Umsetzung der Empfehlung im beruflichen Alltag beitragen.

Das RKI begründet die Rationale der aktualisierten MMR- und Varizellen-Impfempfehlung [18] aus beruflicher Indikation wie folgt:

1. Personen, die im Gesundheitswesen oder in Gemeinschaftseinrichtungen tätig sind, haben ein erhöhtes Risiko, sich bei den von ihnen betreuten Menschen mit Infektionskrankheiten anzustecken und können ihrerseits Infektionen auf Patienten oder Betreute übertragen.
2. Aufgrund der in den 1970er Jahren in die deutschen Impfempfehlungen aufgenommene MMR-Standardimpfung im Kindesalter hat die Transmission dieser Viren in der Bevölkerung abgenommen. Mit zunehmender Reduzierung der Virustransmission nahm aber der Anteil an seronegativen Erwachsenen zu, was auch auf medizinisches Personal und auf in Gemeinschaftseinrichtungen Tätige zutrifft.
3. „Aufgrund medizinischer Fortschritte in Diagnostik und **Therapie nimmt die Zahl der Patientinnen mit schweren Grundkrankheiten und unter immunsuppressiver Therapie in der stationären und ambulanten Betreuung stetig zu.** Es ist daher besonders wichtig, dass das klinische Personal, das in engem Kontakt zu vulnerablen Patientinnen tätig ist, optimal geimpft ist und die für diesen Bereich geltenden STIKO-Empfehlungen dafür den richtigen Rahmen geben. Da immunsupprimierte Personen prinzipiell durch jede Infektion bedroht sind und sich in allen Abteilungen des Krankenhauses aufhalten können, **sollte grundsätzlich das gesamte medizinisches Personal gegen Masern, Mumps, Röteln und Varizellen geimpft sein,** damit eine Übertragung durch medizinisches Personal sicher verhindert werden kann."
4. „Von der STIKO wurden ab 1995 beruflich indizierte Impfempfehlungen gegen Masern, Mumps, Röteln und Varizellen ausgesprochen. Seitdem haben sich die Impfempfehlungen gegen diese Infektionskrankheiten weiterentwickelt; u. a. wurden Indikationsgruppen ergänzt und das Impfschema angepasst. Aktuell sind die Empfehlungen bezüglich der einzelnen Erreger nicht einheitlich. Während z. B. für die beruflich indizierte Varizellen-Impfung bereits seit 2009 eine 2-imalige Impfung empfohlen wird, ist für die beruflich indizierte MMR-Impfung bisher nur eine 1-malige Impfung vorgesehen. Bei der beruflich indizierten Masern-Impfung war bisher die Indikationsgruppe recht allgemein gehalten, während die Indikation bei der Empfehlung zum Schutz vor Röteln sehr viel enger gefasst wurde und nur für Berufstätige in Einrichtungen der Pädiatrie, der Geburtshilfe und der Schwangerenbetreuung galt (122 ...)."

Neben der Harmonisierung der Impfempfehlungen werden noch begriffliche Neuerungen eingeführt. Die Angabe „Gesundheitsdienstberufe" fällt weg und zur eindeutigen Kennzeichnung der betroffenen Personengruppen in medizinischen Einrichtungen mit einem höheren Infektionsrisiko werden die folgenden Tätigkeitsbereiche definiert:

- Medizinische Einrichtungen (gemäß § 23 Abs. 3 Satz 1 IfSG) inklusive Einrichtungen sonstiger humanmedizinischer Heilberufe
- Tätigkeiten mit Kontakt zu potenziell infektiösem Material
- Einrichtungen der Pflege (gemäß § 71 SGB XI)

Die STIKO-Empfehlungen für MitarbeiterInnen in Einrichtungen zur gemeinschaftlichen Unterbringung von Asylbewerbern, Ausreisepflichtigen, Flüchtlingen und Spätaussiedlern sowie für Gemeinschaftsunterkünfte wurden in Tabelle 2 des Epidemiologischen Bulletins 34/2019 (S. 318–323) integriert, da diese Einrichtungen in den letzten Jahren besonders häufig von Ausbrüchen durch Masern und Varizellen betroffen waren. Diese Aktualisierung ist in der Tabelle 4-1 ersichtlich. Um die Compliance mit den Empfehlungen zu erhöhen, muss die Aufklärung der MitarbeiterInnen verbessert werden. Mit Hilfe von niedrigschwelligen Impfangeboten sollten bei den Beschäftigten höhere Impfquoten erreicht werden. Zur Evaluation wird eine regelmäßige Überprüfung der Impfquoten empfohlen.

Ein verbesserter Impfschutz des Personals in den genannten Einrichtungen unterstützt die Ziele der Impfempfehlungen der STIKO, das Auftreten impfpräventabler Erkrankungen, insbesondere auch das Auftreten von Fällen mit Komplikationen zu senken und kann zudem eine hilfreiche Maßnahme darstellen, die Elimination der Masern in Deutschland zu erreichen.

Gründe der Vereinheitlichung der beruflich indizierten Masern-, Mumps- und Röteln-Impfempfehlung [18]

Die STIKO nennt mehrere Gründe:

- Es sind bereits seit mehreren Jahren gegen die einzelnen Krankheiten keine Einzel- oder Zweifach-Kombinationsimpfstoffe in Deutschland mehr verfügbar und bei Impflücken muss unabhängig von der Indikation ohnehin der MMR-Kombinationsimpfstoff verwendet werden.
- Die Tatsache von Erregerspezifischen Impfempfehlungen führt aufgrund des Mangels monovalenter Impfstoffe regelmäßig zu Rückfragen hinsichtlich der praktischen Umsetzung. Diese Verunsicherung kann durch eine vereinheitlichte Empfehlung unter Berücksichtigung der entsprechenden Evidenz beseitigt werden.
- Weiterhin sind bisher beim Wechsel von Mitarbeitern zwischen medizinischen Abteilungen mit verschiedenen Impferfordernissen Kontrollen des Impfstatus und ggf. eine Komplettierung notwendig, bevor die Beschäftigten in dem neuen Bereich mit einem anderen Risikoprofil ihre Tätigkeit aufnehmen können.
- Ein sicherer Impfschutz beim Personal trägt auch dazu bei, den Patientenschutz in Krankenhäusern und anderen medizinischen Einrichtungen zu verbessern und nosokomiale Infektionen zu verhüten, wie es nach Novellierung im IfSG seit 2015 gefordert ist (IfSG § 23).
- Mit der Angleichung der beruflich indizierten Masern-, Mumps-, Röteln- und Varizellen-Impfung soll die praktische Umsetzung der Empfehlungen vereinfacht werden. Ohne eine aufwendige Prüfung des Impfstatus und der detaillierten Kontrolle möglicher Indikationen bei Beschäftigen in medizinischen Tätigkeitsbereichen ist es möglich, höhere Impfquoten zu erzielen und die Ansteckung bzw. Weiterverbreitung der betreffenden Krankheiten in den Institutionen wirksam zu verhindern.

Bei Masern, Mumps, Röteln und Varizellen handelt es sich zum Teil um hoch ansteckende Infektionskrankheiten, für deren Erreger nicht nur bei direkten und indirekten Patientenkontakt, sondern bereits bei einem Aufenthalt in der Nähe des Erkrankten eine Infektionsgefahr durch Tröpfchen oder Tröpfchenkerne besteht. Da die Übertragungsrisiken in den betrachteten Settings also vergleichbar sind, die Berufsgruppen, die von der bisherigen Varizellen-Impfempfehlung erfasst werden, denen ähnlich sind, für die die MMR-Impfung beruflich indiziert ist, und Kombinationsimpfstoffe gegen alle 4 Erreger zur Verfügung stehen, erschien eine Harmonisierung aus beruflicher Indikation für alle 4 Erreger logisch und zielführend.

Fazit

Die STIKO hält eine Zusammenführung der vier Erreger in einer einzigen Impfung für logisch und zielführend, weil:

- sich die Übertragungsrisiken in den betrachteten Settings gleichen
- die Berufsgruppen für die bisher die Varizellen-Impfempfehlung galt, auch die MMR-Impfung benötigen
- und die Kombinationsimpfstoffe gegen alle 4 Erreger zur Verfügung stehen.

Die MMR-Impfung ist demnach für nach 1970 geborene Personen (einschließlich Auszubildende, Praktikanten, Studierende und ehrenamtlich Tätige) für folgenden Tätigkeitsbereich indiziert:

- Medizinische Einrichtungen (gemäß § 23 Absatz 3 Satz 1 Infektionsschutzgesetz (IfSG)[5]) inklusive Einrichtungen sonstiger humanmedizinischer Heilberufe[6]
- Tätigkeiten mit Kontakt zu potenziell infektiösem Material Einrichtungen der Pflege (gemäß § 71 SGB XI)[7]
- Gemeinschaftseinrichtungen (gemäß § 33 IfSG)[8]
- Einrichtungen zur gemeinschaftlichen Unterbringung von Asylbewerbern, Ausreisepflichtigen, Flüchtlingen und Spätaussiedlern (gemäß § 36 Absatz 1 Nummer 4 IfSG)
- Fach-, Berufs- und Hochschulen

[5] Medizinische Einrichtungen (gemäß § 23 (3)) sind Krankenhäuser, Einrichtungen für ambulantes Operieren, Vorsorge- oder Rehabilitationseinrichtungen, in denen eine den Krankenhäusern vergleichbare medizinische Versorgung erfolgt, Dialyseeinrichtungen, Tageskliniken, Entbindungseinrichtungen, Behandlungs- oder Versorgungseinrichtungen, die mit einer der zuvor genannten Einrichtungen vergleichbar sind, Arztpraxen, Zahnarztpraxen, Praxen sonstiger humanmedizinischer Heilberufe**, Einrichtungen des Öffentlichen Gesundheitsdienstes, in denen medizinische Untersuchungen, Präventionsmaßnahmen oder ambulante Behandlungen durchgeführt werden, und ambulante Pflegedienste, die ambulante Intensivpflege in Einrichtungen, Wohngruppen oder sonstigen gemeinschaftlichen Wohnformen erbringen.

[6] Der Begriff „Heilberufe" findet sich in Art. 74 (1) Nr. 19 Grundgesetz. Hier wird auch das Heilgewerbe aufgeführt (www.gesetze-im-internet.de/ gg/art_74.html), das Heilpraktiker mit umfasst. Unter dem Begriff „Heilberufe" wird eine Reihe von Berufsfeldern in der stationären und ambulanten Betreuung spezifiziert (www.bundestag.de/resource/blob/418610/198af9fae0d559572b69be74e301d0b9/wd-9-100-15-pdf-data.pdf).

[7] In § 71 des elften Sozialgesetzbuches (SGB XI) sind die ambulanten und stationären Pflegeeinrichtungen definiert.

[8] Gemeinschaftseinrichtungen (gemäß § 33 IfSG) sind Einrichtungen, in denen überwiegend Säuglinge, Kinder oder Jugendliche betreut werden, insbesondere Kinderkrippen, Kindergärten, Kindertagesstätten, Kinderhorte, Schulen oder sonstige Ausbildungseinrichtungen, Heime, Ferienlager und ähnliche Einrichtungen.

Tab. 4-1 Aktualisierte STIKO Empfehlungen zu den beruflich indizierten Impfungen gegen Masern, Mumps, Röteln und gegen Varizellen (August 2020)

Impfung gegen	Kategorie	Indikation	Anmerkungen (Packungsbeilage/Fachinformation beachten)
Masern, Mumps, Röteln (MMR)	B	Nach 1970 geborene Personen (einschließlich Auszubildende, PraktikantInnen, Studierende und ehrenamtlich Tätige) in folgenden Tätigkeitsbereichen: – Medizinische Einrichtungen (gemäß § 23 (3) Satz 1 IfSG) inklusive Einrichtungen sonstiger humanmedizinischer Heilberufe – Tätigkeiten mit Kontakt zu potenziell infektiösem Material – Einrichtungen der Pflege (gemäß § 71 SGB XI) – Gemeinschaftseinrichtungen (gemäß § 33 IfSG) – Einrichtungen zur gemeinschaftlichen Unterbringung von Asylbewerbern, Ausreisepflichtigen, Flüchtlingen und Spätaussiedlern – Fach-, Berufs- und Hochschulen	Insgesamt 2-malige Impfung mit einem MMR-Impfstoff (bei gleichzeitiger Indikation zur Varizellen-Impfung ggf. MMRV-Kombinationsimpfstoff verwenden). Die Anzahl der notwendigen Impfstoffdosen richtet sich nach der Komponente mit den wenigsten dokumentierten Impfungen. Bei **Frauen** ist für jede der drei Impfstoffkomponenten (M–M–R) eine 2-malige Impfung erforderlich. Bei **Männern** ist für die Masern- und Mumps-Impfstoffkomponente eine 2-malige Impfung erforderlich. Zum Schutz gegen Röteln reicht eine 1-malige Impfung aus. Es existieren keine Sicherheitsbedenken gegen weitere MMR-Impfung(en) bei bestehender Immunität gegen eine der Komponenten.
Varizellen	B	Seronegative Personen (einschließlich Auszubildende, PraktikantInnen, Studierende und ehrenamtlich Tätige) in folgenden Tätigkeitsbereichen: – Medizinische Einrichtungen (gemäß § 23 (3) Satz 1 IfSG) inklusive Einrichtungen sonstiger humanmedizinischer Heilberufe – Tätigkeiten mit Kontakt zu potenziell infektiösem Material – Einrichtungen der Pflege (gemäß § 71 SGB XI) – Gemeinschaftseinrichtungen (gemäß § 33 IfSG) – Einrichtungen zur gemeinschaftlichen Unterbringung von Asylbewerbern, Ausreisepflichtigen, Flüchtlingen und Spätaussiedlern	Insgesamt 2-malige Impfung (bei gleichzeitiger Indikation zur MMR-Impfung ggf. MMRV-Kombinationsimpfstoff verwenden)

„Die Impfung soll mit einem MMR-Kombinationsimpfstoff durchgeführt werden. Personen ohne frühere Lebendimpfung gegen MMR oder mit unklarem Impfstatus sollen zweimal im Abstand von mindestens 4 Wochen geimpft werden; Personen, die bisher nur einmal gegen Masern, Mumps oder Röteln geimpft worden sind, sollen eine zusätzliche MMR-Impfung im Abstand von mindestens 4 Wochen zur vorangegangenen Impfung erhalten. Ziel ist, dass für jede Impfstoffkomponente (M–M–R) mindestens eine 2-malige Impfung dokumentiert ist. Die Anzahl der notwendigen Impfstoffdosen richtet sich nach der Komponente mit den bisher am wenigsten dokumentierten Impfungen. **Eine Ausnahme** gilt jedoch bei der **Röteln-Impfung von Männern**. Für einen ausreichenden Impfschutz gegen Röteln reicht eine 1-malige Impfstoffdosis aus. Für Männer ist für die Masern- und Mumps-Impfstoffkomponente eine 2-malige Impfung und für die Röteln-Komponente eine 1-malige Impfung erforderlich. Es existieren keine Sicherheitsbedenken gegen weitere MMR-Impfung(en) bei bestehender Immunität gegen eine der Komponenten."

Seroprävalenzdaten zeigen, dass vor 1970 Geborene in aller Regel eine Immunität gegen Masern, Mumps und Röteln durch eine Wildvirusinfektion erworben hatten und mit hoher Wahrscheinlichkeit geschützt sind. Die STIKO empfiehlt daher die Impfung von nach 1970 Geborenen. Eine individuelle risikobezogene Prüfung der Immunität gegenüber Masern bei Personen, die vor 1970 geboren wurden, insbesondere von Personen der Jahrgänge 1965–1969, kann jedoch sinnvoll sein.

Bei der beruflichen **Varizellen-Impfempfehlung** gleicht die STIKO die Tätigkeitsbereiche für die Indikation zur 2-maligen Varizellen-Impfung von seronegativen Personen (einschließlich Auszubildende, Praktikanten, Studierende und ehrenamtlich Tätige) denen der beruflichen MMR-Impfempfehlung wie folgt an:

- Medizinische Einrichtungen (gemäß § 23 Absatz 3Satz 1 IfSG[9]) inklusive Einrichtungen sonstiger humanmedizinischer Heilberufe[10]
- Tätigkeiten mit Kontakt zu potenziell infektiösem Material
- Einrichtungen der Pflege (gemäß § 71 SGB XI)[11]
- Gemeinschaftseinrichtungen (gemäß § 33 IfSG)[12]
- Einrichtungen zur gemeinschaftlichen Unterbringung von Asylbewerbern, Ausreisepflichtigen, Flüchtlingen und Spätaussiedlern (gemäß § 36 Absatz 1 Nummer 4 IfSG)

4.2.2.2 Praktische Umsetzung der MMR-Impfung

Eine Impfstatuskontrolle sollte routinemäßig bei Neueinstellung in den definierten Bereichen erfolgen. Fehlende MMR-Impfungen sollten identifiziert und sobald wie möglich nachgeholt werden. Eine Dokumentation des Immun- bzw. Impfstatus der Beschäftigten sollte möglichst digitalisiert erfolgen. So kann suszeptibles Personal bei Infektionsausbrüchen sofort identifiziert werden. Serologische Kontrollen der Masern-, Mumps- und Röteln-Immunität zur Klärung der Notwendigkeit von Nachholimpfungen sind in Ausnahmefällen sinnvoll. Nach den aktuellen STIKO-Empfehlungen

---

9 s. Fußnote 5.
10 s. Fußnote 6.
11 s. Fußnote 7.
12 s. Fußnote 8.

sind serologische Kontrollen nur zur Bestimmung des VZV-Immunstatus notwendig. Bei VZV-seronegativen Ergebnissen sollten umgehend 2 Varizellen-Impfungen mit einem Mindestabstand von 4 Wochen durchgeführt werden.

Für die Akzeptanz von beruflich indizierten Impfungen ist die Aufklärung der Beschäftigten über die Gefahren der Erkrankungen für sie selbst und für die von ihnen betreuten Personen wichtig. Da keine adäquaten alternativen Präventionsmaßnahmen zur Verfügung stehen, müssen für einen suffizienten Schutz besonders hohe Impfquoten erreicht werden. Es kann sinnvoll sein, eine regelmäßige Überprüfung der Impfquoten vorzunehmen. Es sollten regelmäßige niedrigschwellige Impfangebote erfolgen und ein System für die routinemäßige Impferinnerung etabliert werden. Nicht ausreichend geimpftes Personal sollte nicht in Risikobereichen arbeiten.

Kernaussagen

- Die Infektionsgefahren am pflegerischen und ärztlichen Arbeitsplatz sind deutlich höher als in der Allgemeinbevölkerung.
- Impfungen sind essentieller Bestandteil der Arbeits-und Personalhygiene.
- Der arbeitsmedizinische Aspekt der Prävention bei beruflich bedingten Infektionsrisiko verdient mehr Beachtung.
- Der Impfschutz für Beschäftigte im Gesundheitsdienst muss integraler Bestandteil des Hygienemanagements in **jeder** medizinischen Einrichtung werden.
- Die Compliance mit Impfungen der Kategorie „B“ ist derzeit nicht zufriedenstellend.
- Ungeimpfte Ärzte und Pflegekräfte stellen eine Gefahr für die Patienten und ein entsprechendes Risiko für die Klinik dar.

Aus Gründen des Patientenschutzes (Prävention von nosokomialen Infektionen und Ausbrüchen) wird empfohlen, das Impfangebot für das Personal in medizinischen Einrichtungen durch den betriebsärztlichen Dienst proaktiv zu betreiben. Über den Einsatz von nicht geimpften Mitarbeitern, die das Impfangebot nicht annehmen wollen, kann auf der Basis des Impfschutzgesetzes entschieden werden. Die Leitung der medizinischen Einrichtung sollte jede diesbezüglich mögliche Maßnahme prüfen. Sie sollte sich keinesfalls auf das Risiko einlassen, dass Beschäftigte ohne den von der STIKO empfohlenen Impfschutz das Wohl der Patienten in der Einrichtung gefährden.

5 Impfungen in der Postexpositionsprophylaxe (PEP)

Begriffsbestimmung PEP

PEP bedeutet spezifische Infektionsprophylaxe als gezielte Schutzmaßnahme bei Personen, die Kontakt zu einem Infektionserreger hatten, dem gegenüber sie empfänglich und durch den sie ggf. besonders gefährdet sind, durch postexpositionelle Impfung, Immunglobulingabe und/oder Chemoprophylaxe. PEP ist immer nur innerhalb eines bestimmten Zeitfensters möglich, wobei die für den Aufbau eines Immunschutzes erforderliche Zeitdauer kürzer als die Inkubationszeit der betreffenden Infektionskrankheit sein muss. Das grundsätzliche Ziel der PEP besteht darin, nach einer Exposition eine manifeste Infektion zu verhindern. Dabei steht zum einen die Individualprophylaxe (z. B. bei Nadelstichverletzungen), im Vordergrund, zum anderen die Reduktion der Übertragungswahrscheinlichkeit, insbesondere im Ausbruchfall bei Meningokokken-Infektionen oder bei nosokomialer Influenza. Insbesondere Influenza-Ausbrüche werden im Krankenhaus oft unterschätzt.

PEP bei Influenza

Die Häufigkeit der nosokomialen Influenza wird allgemein unterschätzt. Influenza-Ausbrüche erfordern oft PEP-klassische Maßnahmen. Im Influenza-Ausbruch ist die Reduktion der Übertragungsmöglichkeiten möglich durch:

- Isolation von Erkrankten
- Ausschluss von infizierten Mitarbeitern sowie
- Intensivierung von Hygienemaßnahmen wie Händehygiene und Masken
- PEP mit Oseltamimivir und Zanamvir

Einer Metaanalyse aus dem Jahre 2017 zufolge reduziert die medikamentöse PEP das Risiko von Sekundärfällen auf 10–50 %. Dabei ist zu beachten, dass die medikamentöse PEP **auch für Geimpfte** erforderlich ist. Detaillierte PEP-Schemata sind für viele Erreger in entsprechenden Guidelines vorhanden. Zusätzlich zu den Empfehlungen der Standard- und Indikationsimpfungen gibt auch die STIKO Empfehlungen zu postexpositionellen Impfungen und zu anderen Maßnahmen der spezifischen Prophylaxe von Kontaktpersonen im privaten und beruflichen Bereich sowie Gemeinschaftseinrichtungen.

Diese Hinweise zeigen auf, wie Personen mit unzureichendem Impfschutz nach dem Kontakt zu Infektionserregern geschützt werden können, um die Weiterverbreitung der Erkrankung zu verhindern oder den Verlauf der Erkrankung abzumildern.

PEP für Gesundheitsdienstbeschäftigte

Die PEP hat in der Betriebsmedizin von Gesundheitseinrichtungen einen besonderen Stellenwert.

Bei Beschäftigten im Gesundheitswesen sind im Wesentlichen folgende Infektionskrankheiten für eine PEP relevant:

- Hepatitis A
- Hepatitis B

- HIV
- Pertussis
- Masern
- Mumps
- Varizellen
- Influenza

Die folgenden Ausführungen beschränken sich auf die Infektionskrankheiten, bei denen die postexpositionelle Impfung eine entscheidende Rolle im Rahmen der spezifischen Prophylaxe spielt. Für die HIV-PEP sei auf die einschlägige Literatur (DVV) verwiesen.

Für alle anderen Situationen, in denen unzureichend geschützte Personen nach dem Kontakt mit Infektionserregern geschützt werden müssen, um insbesondere auch die Weiterverbreitung der Infektionskrankheit zu verhindern, wird auf die Tabelle 5-1 aus dem Epid. Bull. 34/2020 vom 20. August 2020 am Schluss dieses Kapitels verwiesen.

Hepatitis A

Die postexpositionelle Impfung mit monovalentem HAV-Impfstoff soll innerhalb von 14 Tagen nach Exposition erfolgen. Personen, für die eine Hepatitis A eine besonders große Gefahr darstellt (z. B. chronisch HBV- oder HCV-Infizierte), sollte simultan mit der ersten Impfung ein Immunglobulinpräparat erhalten.

Der neben den monovalenten Hepatitis A-Impfstoffen für die Grundimmunisierung zur Verfügung stehende, die Hepatitis B-Komponente enthaltende Kombinationsimpfstoff enthält nur halb so viel Hepatitis A-Antigen wie die monovalenten Hepatitis A-Impfstoffe, weshalb die Kombinationsimpfstoffe nicht für die PEP angewendet werden sollten.

Hepatitis B

Eine Exposition gegenüber HBV macht immer eine schnelle Prophylaxe erforderlich. Ein Infektionsrisiko besteht grundsätzlich bei Schnitt- und Stichverletzungen (insbesondere mit Hohlnadeln) sowie bei Kontakt von Schleimhaut oder nicht intakter Haut mit Blut. Jedes Ereignis dieser Art sollte durch den Beschäftigten als Arbeitsunfall gemeldet werden. Zunächst sollten der HbsAg-Status des Indexpatienten und der HBV-Impfstatus des Exponierten ermittelt werden.

Die PEP bei Kontakt mit Hepatitis B-positivem Material (z. B. Nadelstichverletzung) richtet sich nach der jeweiligen Impfdokumentation incl. Anti-HBs-Titer der exponierten Person. Das praktische Vorgehen zur postexpositionellen Hepatitis B-Immunprophylaxe zeigt das übersichtliche Diagramm aus dem Epid. Bulletin 34/2020 [12].

Für unvollständig geimpfte Exponierte gilt:

- Sofortige Bestimmung des aktuellen Anti-HBs-Wertes. Das weitere Vorgehen ist vom Testergebnis abhängig, siehe Tabelle 5-1.

- Durchführung der fehlenden Impfungen, gegebenenfalls kann ein verkürztes Impfschema angewandt werden. (Siehe dazu Fachinformation im Epid.Bull. 34/2020.)

Für ungeimpfte Exponierte und bekannte „Non-Responder" (d. h. dauerhaft Anti-HBs < 10 IE/l) gilt:

- Blutentnahme (Bestimmung von: HBsAg, Anti-HBc, Anti-HBs), danach sofort simultane Gabe von HB-Impfstoff und HB-Immunglobulin, ohne das Testergebnis abzuwarten.
- Bei ungeimpften Personen sollten 2 weitere Impfstoffdosen (im Anschluss an die Erstimpfung) nach dem üblichen Impfschema gegeben werden, um eine vollständige Grundimmunisierung zu erreichen. Die Antikörperantwort auf die HB-Impfung wird durch eine ggf. erfolgte simultane Immunglobulingabe nicht beeinträchtigt.

Tab. 5-1 Vorgehen zur postexpositionellen Hepatitis B-Immunprophylaxe

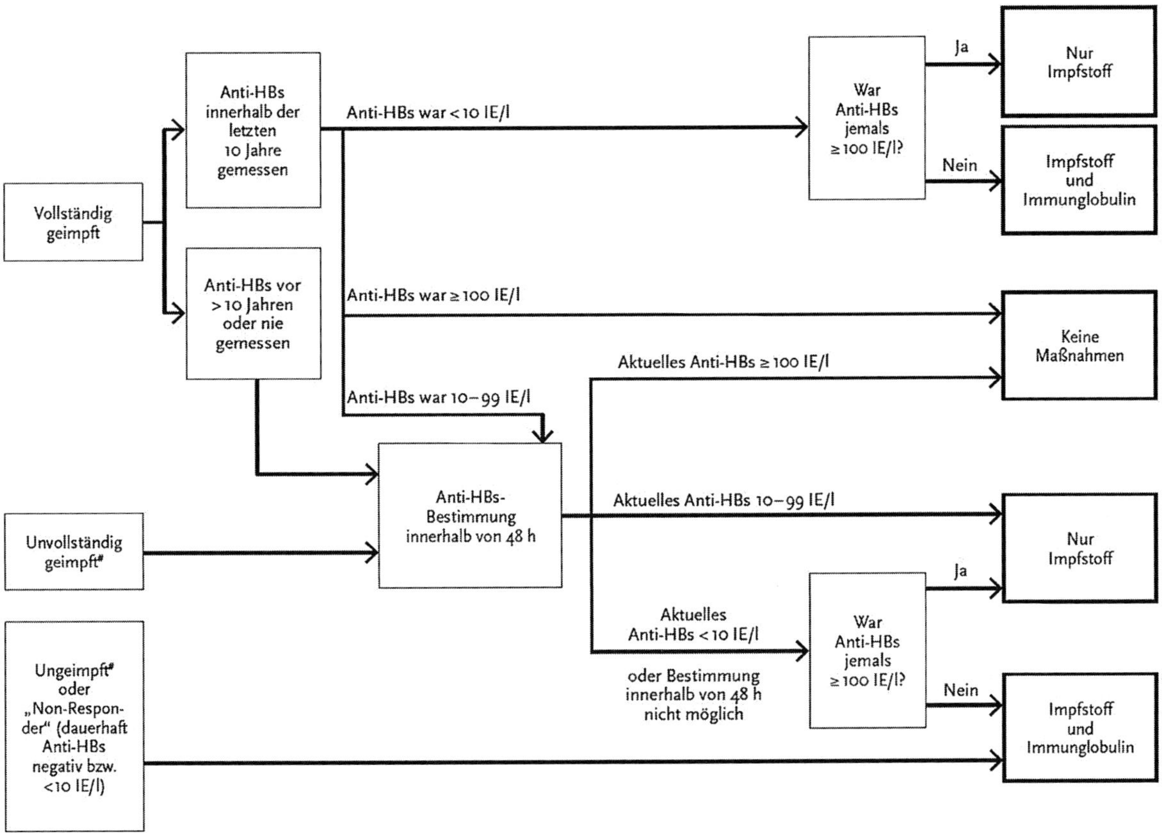

Quelle: Epidemiologisches Bulletin 34/2020. S. 43. [12]

Tab. 5-2 Hepatitis-B-Immunprophylaxe nach Exposition vom aktuellen Anti-HBs-Wert

Aktueller Anti-HBs-Wert		Erforderlich ist die Gabe von	
		HB-Impfstoff	**HB-Immunglobulin**
≥ 100 IE/l		Nein	Nein
10–99 IE/l		Ja	Nein
< 10 IE/l oder nicht innerhalb von 48 Stunden zu bekommen	und Anti-HB war ≥ 100 IE/l zu einem früheren Zeitpunkt	Ja	Nein
	und Anti-HB war nie ≥ 100 IE/l oder unbekannt	Ja	Ja

Quelle: Epidemiologisches Bulletin 34/2020. S. 44. [12]

Masern

Bei Kontakt zu Masernkranken erhalten im Gesundheitsdienst Beschäftigte, die ungeimpft sind, deren Impfstatus unklar ist oder die nur eine Impfung in der Kindheit erhalten haben, eine einmalige MMR-Impfung möglichst innerhalb von drei Tagen nach Exposition. Immunglobuline verhindern potenziell den Ausbruch, wenn sie innerhalb von sechs Tagen gegeben werden. Bei einer Gabe innerhalb von sieben bis neun Tagen gelingt eventuell noch ein Abschwächen, ab dem zehnten Tag ist die Wirkung fraglich.

Mumps

Bei Kontakt zu Mumpskranken erhalten ungeimpfte bzw. in der Kindheit nur einmal geimpfte Personen sowie Personen mit unklarem Impfstatus eine einmalige MMR-Impfung möglichst innerhalb von 3 Tagen nach Exposition. Auch Personen mit zwei Impfungen können von der PEP durch aktive Impfung profitieren [16].

Eine Studie an 20.000 zweifach geimpften Studenten zeigte, dass eine weitere Impfdosis im Ausbruch die Rate an Mumpsfällen um 78 % senken konnte.

Varizellen

Ungeimpfte Personen mit negativer Varizellen-Anamnese und Kontakt zu Risikopersonen sollten eine postexpositionelle Impfung innerhalb von 5 Tagen nach Exposition oder innerhalb von 3 Tagen nach Beginn des Exanthems beim Indexfall erhalten, Unabhängig davon sollte der Kontakt zu Risikopersonen (z. B. Schwangere, Frühgeborene, immunkompromittierte Patienten) unbedingt vermieden werden.

Exposition heißt:

- 1 Stunde oder länger mit infektiöser Person in einem Raum
- face-to-face Kontakt
- Haushaltskontakt

Pertussis

Postexpositionell wird bei entsprechender Indikation eine Chemoprophylaxe mit einem Makrolid durchgeführt. Die Datenlage zur Beurteilung der Wirksamkeit in Bezug auf die Erkrankung bei Kontaktpersonen ist unbefriedigend. Eine prophylaktische Antibiotikagabe wird jedoch als sinnvoll erachtet, wenn ungeimpfte Säuglinge als Kontaktpersonen gefährdet sind, und zwar auch für Geimpfte. Eine postexpositionelle Impfung ist aufgrund der kurzen Inkubationszeit (etwa 7 Tage) und des uncharakteristischen Beginns der Erkrankung nicht effektiv. Der Impfstatus sollte aber überprüft und ggf. aktualisiert werden.

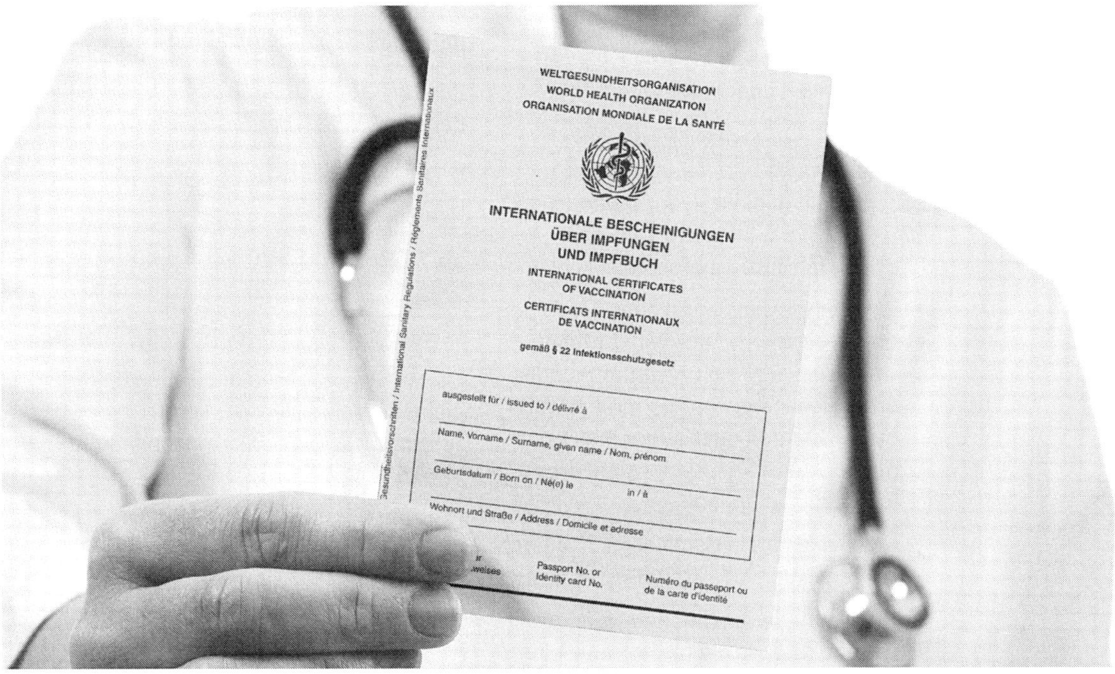

Abb. 5-1 Der Impfpass sollte immer auf dem aktuellen Stand sein. Quelle: Fotolia

5.1 Postexpostionelle Impfungen bzw. andere Maßnahmen der speziellen Prophylaxe übertragbarer Krankheiten (Übersicht)

Zusätzlich zu den Empfehlungen der Standard- und Indikationsimpfungen gibt die STIKO Empfehlungen zu postexpositionellen Impfungen und zu anderen Maßnahmen der spezifischen Prophylaxe von Kontaktpersonen im privaten und beruflichen Bereich sowie in Gemeinschaftseinrichtungen. Diese beinhalten Hinweise, wie unzureichend geschützte Personen nach dem Kontakt zu bestimmten Infektionserregern geschützt werden können, um die Weiterverbreitung der Infektionskrankheit zu verhindern oder den Verlauf einer Erkrankung abzumildern. Als Präventionsmaßnahmen werden die postexpositionelle Impfung, die passive Immunisierung durch die Gabe von Immunglobulinen oder eine Chemoprophylaxe aufgeführt. Informationen zur Postexpositionsprophylaxe einzelner Infektionskrankheiten finden sich auch in den „RKI-Ratgebern" (www.rki.de/ratgeber).

Tab. 5-3 Postexpostionelle Impfungen bzw. andere Maßnahmen der speziellen Prophylaxe

Prophylaxe gegen	Indikation	Anmerkungen (Packungsbeilage/Fachinformation beachten)
Diphtherie	Für Personen mit engem (*face to face*) Kontakt zu Erkrankten.	Chemoprophylaxe: Unabhängig vom Impfstatus präventive antibiotische Therapie, z. B. mit Erythromycin (s. RKI-Ratgeber „Diphtherie", www.rki.de/ratgeber → Diphtherie). Postexpositionelle Impfung, wenn letzte Impfung > 5 Jahre zurückliegt.
	Bei Epidemien oder regional erhöhter Morbidität.	Impfung entsprechend den Empfehlungen der Gesundheitsbehörden.
***Haemophilus influenzae* Typ b** (Hib)	Nach engem (*face-to-face*) Kontakt zu Patientinnen mit invasiver *Haemophilus-influenzae*-Typ-b-Infektion wird eine Chemoprophylaxe empfohlen: • für alle Haushaltsmitglieder der Patientinnen ab einem Alter von 1 Monat, wenn sich dort ein ungeimpftes oder unzureichend geimpftes Kind im Alter bis zu 4 Jahren oder aber eine Person mit relevanter Immundefizienz bzw. -suppression befindet, • für ungeimpfte in Gemeinschaftseinrichtungen exponierte Kinder bis 4 Jahre, • für alle Kinder unabhängig von Impfstatus und Alter sowie für BetreuerInnen derselben Gruppe einer Gemeinschaftseinrichtung für Kleinkinder, wenn dort innerhalb von etwa 2 Monaten ≥ 2 Fälle aufgetreten sind und in der Einrichtung nicht oder nicht ausreichend geimpfte Kinder betreut werden.	Chemoprophylaxe: Rifampicin: **ab 1 Monat:** 1 × 20 mg/kg KG (maximal 600 mg) p. o. für 4 Tage **Erwachsene:** 1 × 600 mg p. o. für 4 Tage Da bei Schwangeren die Gabe von Rifampicin kontraindiziert ist, kommt hier zur Prophylaxe ggf. Ceftriaxon in Frage (1 × 250 mg i. m.). Falls eine Prophylaxe indiziert ist, sollte sie zum frühest- möglichen Zeitpunkt, spätestens 7 Tage nach Beginn der Erkrankung des Indexfalls, begonnen werden. Zusätzlich zur Chemoprophylaxe sollten ungeimpfte oder unvollständig geimpfte Kinder ≤ 4 Jahren gegen Hib nachgeimpft werden.
Hepatitis A (HA)	Kontakt zu Hepatitis-A-Kranken (vor allem in Gemeinschaftseinrichtungen).	Postexpositionelle Impfung mit monovalentem HAV-Impfstoff innerhalb von 14 Tagen nach Exposition: Nach einer Exposition von Personen, für die eine Hepatitis A eine besonders große Gefahr darstellt (z. B. chronisch HBV- oder HCV-Infizierte), sollte simultan mit der 1. Impfung ein Immunglobulin-Präparat gegeben werden. (s. a. RKI-Ratgeber „Hepatitis A", www.rki.de/ratgeber → Hepatitis A)

Tab. 5–3 Postexpostionelle Impfungen bzw. andere Maßnahmen der speziellen Prophylaxe (Fortsetzung)

Prophylaxe gegen	Indikation	Anmerkungen (Packungsbeilage/Fachinformation beachten)
Hepatitis B (HB)	Verletzungen mit möglicherweise HBV-haltigen Gegenständen (z. B. Nadelstich) oder Blutkontakt mit Schleimhaut oder nichtintakter Haut.	s. postexpositionelle Hepatitis-B-Immunprophylaxe, S. 42.
	Neugeborene HBsAg-positiver Mütter oder von Müttern mit unbekanntem HBsAg-Status (unabhängig vom Geburtsgewicht).	s. Anmerkungen zu einzelnen Impfungen, S. 14.
Masern	Personen mit unklarem Impfstatus, ohne Impfung oder mit nur einer Impfung in der Kindheit nach Kontakt zu Masernkranken:	Impfung mit einem MMR(V)*-Impfstoff möglichst innerhalb von 3 Tagen nach Exposition; zur Anzahl der Impfstoffdosen und den Zeitpunkten der Verabreichung sind folgende altersspezifischen Hinweise zu beachten. * MMR(V) = MMR mit oder ohne Ko-Administration von VZV-Impfung.
	• im Alter von 6–8 Monaten: ausnahmsweise nach individueller Risiko-Nutzen-Abwägung (*Off-label-use*).	• Impfung; die 2. und 3. Impfung soll im Alter von 11~~–14~~ und 15~~–23~~ Monaten erfolgen.
	• im Alter von 9–10 Monaten.	• 1. Impfung; die 2. Impfung soll zu Beginn des zweiten Lebensjahres erfolgen.
	• im Alter von 11 Monaten - 17 Jahren.	• Ungeimpfte bzw. Personen mit unklarem Impfstatus erhalten eine zweimalige Impfung im Abstand > 4 Wochen; bisher einmal Geimpfte erhalten eine Impfung.
	• im Alter von ≥ 18 Jahren, nach 1970 Geborene.	• Ungeimpfte bzw. Personen mit unklarem Impfstatus oder mit nur einer Impfung in der Kindheit erhalten eine einmalige Impfung.
	Ungeschützte Personen mit hohem Komplikationsrisiko bei kontraindizierter aktiver Impfung nach Kontakt zu Masernkranken: • Säuglinge im Alter von < 6 Monaten, • Empfängliche Schwangere, • Immundefiziente.	Postexpositionelle Gabe von Standardimmunglobulinen (*Off-label-use*) so schnell wie möglich, möglichst innerhalb von 6 Tagen nach Exposition: 1 × 400 mg/kg KG intravenös. Bei 6–8 Monate alten Säuglingen kann nach individueller Risiko-Nutzen-Abwägung statt der 1. aktiven Impfung eine passive Immunisierung mit Immunglobulinen erwogen werden, z. B. wenn der Kontakt länger als 3 Tage her ist.

geändert am 26.08.2020

Tab. 5-3 Postexpostionelle Impfungen bzw. andere Maßnahmen der speziellen Prophylaxe (Fortsetzung)

Prophylaxe gegen	Indikation	Anmerkungen (Packungsbeilage/Fachinformation beachten)
		Nach Immunglobulingabe ist die MMR-Impfung für 8 Monate nicht sicher wirksam. Dies sollte bei der Indikationsstellung berücksichtigt werden (s. a. Epid. Bull. 2/2017).
Meningokokken	Für Personen mit engem Kontakt zu einer Person, die an einer invasiven Meningokokken-Infektion (alle Serogruppen) erkrankt ist, wird eine Chemoprophylaxe empfohlen. Hierzu zählen: • alle Haushaltskontakte der Patientinnen, • Personen mit Kontakt zu oropharyngealen Sekreten einer erkrankten Person, • Kontaktpersonen in Kindereinrichtungen mit Kindern unter 6 Jahren (bei guter Gruppentrennung nur die betroffene Gruppe), • Personen mit engen Kontakten in Gemeinschaftseinrichtungen mit haushaltsähnlichem Charakter (Internate, Wohnheime sowie Kasernen). Die Chemoprophylaxe ist indiziert, falls enge Kontakte mit dem Indexfall in den letzten 7 Tagen vor dessen Erkrankungsbeginn stattgefunden haben. Sie sollte möglichst bald nach der Diagnosestellung beim Indexfall erfolgen, ist aber bis zu 10 Tage nach letzter Exposition sinnvoll. Eine postexpositionelle Impfung wird zusätzlich zur Chemoprophylaxe **ungeimpften Haushaltskontakten oder engen Kontakten mit haushaltsähnlichem Charakter empfohlen**, wenn die Infektion des Indexfalls durch die Serogruppen A, C, W, Y oder B verursacht wurde. Die Impfung sollte sobald wie möglich nach Serogruppenbestimmung des Erregers beim Indexfall durchgeführt werden.	**Chemoprophylaxe:** *Rifampicin:* **Neugeborene:** 2 × 5 mg/kg KG p. o. für 2 Tage **Säuglinge, Kinder und Jugendliche bis 60 kg:** 2 × 10 mg/kg KG (max. ED 600 mg) p. o. für 2 Tage **Jugendliche und Erwachsene ab 60 kg:** 2 × 600 mg p. o. für 2 Tage Eradikationsrate: 72-90 % oder: *Ciprofloxacin:* **ab 18 Jahren:** 1 × 500 mg p. o. Eradikationsrate: 90-95 % *ggf. Ceftriaxon:* **von 2-12 Jahren:** 1 × 125 mg i. m. **ab 12 Jahren:** 1 × 250 mg i. m. Eradikationsrate: 97 % Da bei Schwangeren die Gabe von Rifampicin und Gyrasehemmern kontraindiziert ist, kommt bei ihnen zur Prophylaxe ggf. Ceftriaxon in Frage (1 × 250 mg i. m.). Ein Indexfall mit einer invasiven Meningokokken-Infektion sollte nach Abschluss der Therapie ebenfalls Rifampicin erhalten, sofern er nicht intravenös mit einem Cephalosporin der 3. Generation behandelt wurde. **Postexpositionelle Impfung:** • **Bei Serogruppe C:** Impfung mit einem Konjugat-Impfstoff ab dem Alter von 2 Monaten nach den Angaben in den Fachinformationen (s. S. 20 f.).

Tab. 5–3 Postexpostionelle Impfungen bzw. andere Maßnahmen der speziellen Prophylaxe (Fortsetzung)

Prophylaxe gegen	Indikation	Anmerkungen (Packungsbeilage/Fachinformation beachten)
		• **Bei Serogruppe A, W oder Y:** Impfung mit Meningokokken-ACWY-Konjugat-Impfstoff, sofern für Altersgruppe zugelassen (s. S. 20). • **Bei Serogruppe B:** Impfung mit einem Meningokokken-B-Impfstoff nach den Angaben der Fachinformation, sofern für Altersgruppe zugelassen (s. S. 20 f.). (s. a. Neuerungen Epid. Bull. 33/2010 und Epid. Bull. 31/2012).
Mumps	• Ungeimpfte bzw. in der Kindheit nur einmal geimpfte Personen oder Personen mit unklarem Impfstatus mit Kontakt zu Mumpskranken; möglichst innerhalb von 3 Tagen nach Exposition.	Einmalige Impfung mit MMR-Impfstoff.
Pertussis	• Ungeimpfte Personen mit engen Kontakten zu einer er- krankten Person in Familie, Wohngemeinschaft oder einer Gemeinschaftseinrichtung. • Geimpfte Personen mit engen Kontakten zu einer erkrankten Person, wenn sich in ihrer Umgebung gefährdete Personen (wie z. B. ungeimpfte oder nicht vollständig geimpfte Säuglinge, Kinder mit kardialen oder pulmonalen Grundleiden oder Schwangere im letzten Trimenon) befinden.	Chemoprophylaxe mit einem Makrolid empfohlen (s. a. RKI-Ratgeber „Pertussis" unter www.rki.de/ratgeber → Pertussis).
Poliomyelitis	Alle Kontaktpersonen von Poliomyelitis-Erkrankten unabhängig von ihrem Impfstatus.	Postexpositionelle Impfung mit IPV ohne Zeitverzug. Sofortige umfassende Ermittlung und Festlegung von Maßnahmen durch die Gesundheitsbehörde.
	Ein Sekundärfall ist Anlass für Riegelungsimpfungen.	Riegelungsimpfung mit IPV und Festlegung weiterer Maßnahmen durch Anordnung der Gesundheitsbehörden.
Tetanus	s. Tabelle 7, S. 44	
Tollwut	s. Tabelle 8, S. 45	

Tab. 5-3 Postexpostionelle Impfungen bzw. andere Maßnahmen der speziellen Prophylaxe (Fortsetzung)

Prophylaxe gegen	Indikation	Anmerkungen (Packungsbeilage/Fachinformation beachten)
Varizellen	1. Bei ungeimpften Personen mit negativer Varizellen- Anamnese und Kontakt zu Risikopersonen	Postexpositionelle Impfung innerhalb von 5 Tagen nach Exposition** oder innerhalb von 3 Tagen nach Beginn des Exanthems beim Indexfall. Unabhängig davon sollte der Kontakt zu Risikopersonen (wie z. B. die unter 2. Genannten) unbedingt vermieden werden.
	2. Personen mit erhöhtem Risiko für Varizellen-Komplikationen, dazu zählen: • ungeimpfte Schwangere ohne Varizellen-Anamnese, • immunkompromittierte Personen mit unsicherer oder fehlender Varizellen-Immunität, • Neugeborene, deren Mütter 5 Tage vor bis 2 Tage nach der Entbindung an Varizellen erkrankten, • Frühgeborene ab der 28. Schwangerschaftswoche, deren Mütter keine Immunität aufweisen, nach Exposition in der Neonatalperiode, • Frühgeborene, die vor der 28. Schwangerschaftswoche geboren wurden, nach Exposition in der Neonatalperiode, unabhängig vom Immunitätsstatus der Mutter.	Postexpositionelle Gabe von Varizella-zoster-Immunglobulin (VZIG) sobald wie möglich und nicht später als 96 h nach Exposition.** VZIG kann den Ausbruch einer Erkrankung verhindern oder deutlich abschwächen. Für Applikation und Dosierung von VZIG sind die Angaben in den Fachinformationen zu beachten! Die postexpositionelle Gabe von VZIG kann ggf. in Verbindung mit antiviraler Chemoprophylaxe erfolgen. ** Exposition heißt: - 1 Stunde oder länger mit infektiöser Person in einem Raum, - *face-to-face*-Kontakt, - Haushaltskontakt.

(US) Quelle: Epidemiologisches Bulletin 34/2020. S. 39-41. Die Seitenzahlen beziehen sich auf die genannte Quelle. [12]

6 Influenza: Die unterschätzte Infektionskrankheit

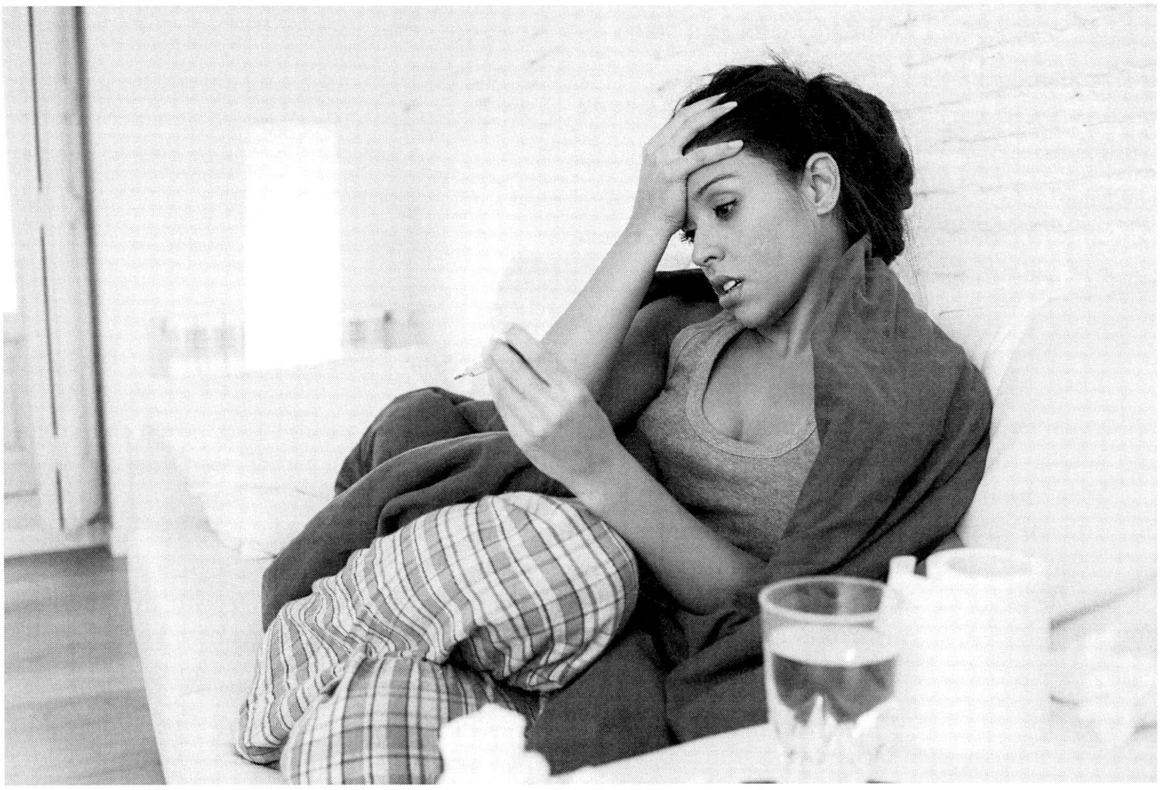

Abb. 6-1 In Deutschland infizieren sich während der jährlichen Grippewelle 5–20 % der Bevölkerung. Quelle: Fotolia

Atemwegsinfektionen gehören zu den häufigsten Krankheitsbildern. Die Mehrheit der respiratorischen Infektionen wird weltweit durch Viren ausgelöst. Die Hauptlast der Respirationstraktinfektionen wird von Kindern getragen. Der größte Teil der Krankheitsfälle betrifft den oberen Respirationstrakt. Virusinfektionen verändern die Zusammensetzung des Bakterioms in den oberen Atemwegen und begünstigen die bakterielle Kolonisierung des unteren Respirationstraktes, die in bis zu einem Drittel der Fälle beobachtet wird und klinisch als Bronchitis, Exazerbationen chronisch obstruktiver Atemwegserkrankungen oder ambulant erworbene Pneumonie in Erscheinung tritt. Aufschlussreich in diesem Zusammenhang sind neue Erkenntnisse über die zwischen 1918 und 1920 durch die Spanische Grippe verursachten 50 Millionen Todesfälle: Gewebeproben einiger Todesopfer wurden abermals untersucht und konnten belegen, dass rund 90 Prozent der Betroffenen an einer schweren bakteriellen Lungenentzündung verstarben.

Bei einer schweren Influenzawelle kommt es zu rund 30.000 infektionsbedingten Krankenhauseinweisungen und ca. 20.000 Todesfällen. Das Ausmaß der jährlichen Influenzawellen ist nicht vorhersehbar, es hängt ab von den zirkulierenden Virusvarianten sowie insbesondere auch von den Impfraten der Bevölkerung.

Die WHO versucht, das in der jeweiligen Saison auf der Nordhalbkugel vorherrschend zirkulierende Grippevirus durch entsprechende Untersuchungen auf der Südhalbkugel vorherzusagen. Wenn dies nicht gelingt und das vorherrschend zirkulierende Grippevirus nicht durch den Grippeimpfstoff abgedeckt ist, spricht man von einem Mismatch.

Trotz entsprechender Bemühungen der WHO, jedes Jahr die Zusammensetzung des für die jeweilige Saison empfohlenen Grippeimpfstoffes möglichst optimal anzupassen, ist ein Mismatch nicht auszuschließen, wodurch sich das Erkrankungsrisiko erhöht.

Die folgenden Ausführungen erklären, warum Influenzaviren so speziell sind und die Impfung trotz suboptimaler Schutzwirkung die einzige effektive Möglichkeit ist, das Infektionsrisiko zu senken.

6.1 Neue Influenzaviren: Entstehungsmechanismen und Konsequenzen

Influenzaviren zeichnen sich durch eine hohe genetische Variabilität aus. Häufig treten Punktmutationen auf, die – wenn sie sich durchsetzen – zur Entstehung neuer Virusvarianten führen. Dieser als **Antigendrift** bezeichnete Mechanismus kommt bei allen Influenzavirus-Typen A, B und C vor. Influenza B-Viren sind, je nach Saison, für bis zu 60 % aller Influenzavirusinfektionen verantwortlich. Seit mehr als 20 Jahren zirkulieren zwei durch Antigen-Drift hervorgegangene Influenza B-Viruslinien, zwischen denen keine Kreuzprotektion besteht. Jeweils eine der beiden B-Viruslinien dominiert in einer Saison. Das Ausmaß der jährlichen saisonalen Grippewelle hängt davon ab, inwieweit die Bevölkerung durch Vorjahresinfektionen vor der zirkulierenden Virusvariante geschützt ist.

Wird eine Wirtszelle durch zwei Virussubtypen infiziert, können bei der Virusvermehrung Viren mit neuen Kombinationen der Genabschnitte beider Virussubtypen entstehen. Dieser als **Antigenshift** bekannte Vorgang kann bei Influenza A-Viren wegen der großen Zahl an H- und N-Varianten zur Bildung neuer Subtypen führen.

Darüber hinaus kommt es durch den Antigenshift immer wieder zum Auftreten von Influenza A-Virussubtypen, die den Sprung von einer Spezies auf eine andere schaffen, z. B. vom Vogel auf den Menschen, und dort dann Infektionen mit hoher Letalität verursachen können. Beispielhaft genannt sei das Influenza A-Virus vom Subtyp H7N9, das 2013 in China nachgewiesen wurde und eine Letalität von bis zu 39 % aufwies, sowie der Subtyp H1N1 (Schweinegrippe), der 2009 in Deutschland mehr als 226 000 gemeldete Krankheitsfälle auslöste. Bisher hat keiner dieser Virusstämme das Potenzial entwickelt, sich effizient von Mensch zu Mensch auszubreiten, sodass es bisher auch noch nicht zu einer Pandemie gekommen ist.

Sowohl Antigendrift als auch Antigenshift führen zu neuen Influenzavirusvarianten, die den im Wirtsorganismus aufgebauten Immunschutz unterlaufen und so zu den entsprechenden Ausbrüchen führen können. Durch die Antigenshift bei Influenza A-Viren kann es zur globalen Ausbreitung des neuen Virus kommen. Ist die Ähnlichkeit des neuen Subtyps mit den zuvor zirkulierenden Varianten so gering, dass die Bevölkerung weitestgehend ungeschützt ist, kommt es zur Grippepandemie.

Im 20. Jahrhundert gab es drei große Influenza A-Pandemien:

- 1918 Spanische Grippe (H1N1)
- 1957 Asiatische Grippe (H2N2)
- 1967 Hongkong Grippe (H3N2)

Antigendrift und Antigenshift machen eine jährliche Überprüfung und ggf. entsprechende Anpassung der Impfstoffzusammensetzung erforderlich. In der bisherigen Impfpraxis wurde ein trivalenter Impfstoff eingesetzt, der zwei Influenza A-Stämme und einen Influenza B-Stamm enthält. Damit war gut 10 Jahre lang nur in 50 % der Fälle der dominierende Influenza B-Virusstamm im Impfstoff enthalten.

Das Neuauftreten der zweiten, nicht kreuzprotektiven Linie des Influenza B-Virus und damit die mangelnde Vorhersehbarkeit des in der nächsten Saison dominierenden Stammes hat die WHO zu der Empfehlung veranlasst, den etablierten trivalenten durch einen quadrivalenten Impfstoff zu ersetzen. Die Saison 2015/2016 mit der beobachteten hohen Zahl an Influenza B-Virusinfektionen hat die Notwendigkeit eines solchen Wechsels zugunsten des tetravalenten Impfstoffes erneut unterstrichen.

Zur Orientierung über die jeweils in Deutschland zirkulierenden respiratorischen Viren und deren typische saisonale Verläufe steht seit einigen Jahren die Internetseite des Netzwerkes für respiratorische Viren zur Verfügung.

6.2 Die Bevölkerung unterschätzt das Risiko der Influenza

Atemwegserkrankungen durch eine Infektion mit Influenza-Viren lösen zu bis zu 650.000 Todesfälle jährlich weltweit aus. Das geht aus Schätzungen unter anderem der US-Seuchenbehörde CDC und der Weltgesundheitsorganisation WHO hervor.

Damit ist die Influenza eine nicht zu unterschätzende gefährliche Infektionskrankheit, die nichts mit einem harmlosen „grippalen Infekt“ gemein hat.

In Deutschland infizieren sich während der jährlichen Grippewelle 5–20 % der Bevölkerung.

Bei einer schweren Influenzawelle kommt es zu rund 30.000 infektionsbedingten Krankenhauseinweisungen und ca. 20.000 Todesfällen. Das Ausmaß der jährlichen Influenzawellen ist nicht vorhersehbar, es hängt ab von den zirkulierenden Virusvarianten sowie insbesondere auch von den Impfraten der Bevölkerung. Die AGI, die Daten aus knapp 600 Praxen auswertete, kontaktierte für die 8. Kalenderwoche 2018 eine um den Faktor 2,7 erhöhte Patientenzahl. Damit erreicht der „Praxisindex“ den höchsten Wert der vergangenen zehn Jahre, hieß es im RKI.

Trotz entsprechender Bemühungen der WHO, das vorherrschend zirkulierende Influenzavirus zu ermitteln und die Zusammensetzung des für die jeweilige Saison empfohlenen Grippeimpfstoffes möglichst optimal anzupassen, ist ein Mismatch nicht auszuschließen.

Die Influenza wird seit Jahren von zwei A-Stämmen (H1N1 und H3N2) sowie den B-Viren der Linien Victoria und Yamagata ausgelöst. Klassische Dreifach-Grippeimpfstoffe enthalten beide A-Stämme, aber nur eine B-Linie. Tritt die nicht in der Dreifach-Grippevakzine enthaltende B-Linie plötzlich zahlreich auf – wie in der Saison 2015/2016 – kann es auch bei Geimpften zur Erkrankungen kommen. Die neuen tetravalenten Grippeimpfstoffe, die beide A-Stämme und beide B-Linien enthalten und somit ein größeres Spektrum der möglichen Influenzaviren abdecken, wurden entwickelt, um das Risiko eines solchen Mismatches zu reduzieren. Völlig ausschließen lässt es sich allerdings nicht.

Die Risiken einer Erkrankung durch Influenza-Viren werden in der Bevölkerung allgemein unterschätzt. Immer weniger Menschen, die einer Risikogruppe angehören, halten sich an die Impfempfehlungen der STIKO. Insgesamt liegt die Durchimpfungsrate bei Risikopersonen in Deutschland bei 40,6 % und damit deutlich unter dem WHO-Durchimpfungsziel von 75 %.

6.2.1 Senioren haben ein besonders hohes Risiko

Eine Studie mit laborbestätigter Influenza hat nun erstmals das hohe Herzinfarkt-Risiko bei Influenza belegt und damit die Evidenz für Grippe-Impfungen als Herzkreislauf-Prävention gestärkt: Die Rate der Herzinfarkte ist demnach bei Influenza sechsfach erhöht. [20] Trotz aller Empfehlungen sind die Impfquoten bei den über 60 Jährigen in den vergangenen Jahren stetig gesunken: (KV-Impfsurveillance). Die WHO empfiehlt eine Quote von 70 Prozent, die allerdings in keinem Bundesland erreicht wird. In Süddeutschland ist die Bilanz besonders schlecht: In Bayern und Baden-Württemberg ist nur etwa jeder Fünfte der über 60-Jährigen geimpft. Aus der gemeinsamen Pressemitteilung des Robert Koch-Instituts, der Bundeszentrale für gesundheitliche Aufklärung und des Paul Ehrlich-Instituts vom 28.09.2017 ist zu entnehmen, dass die schwere Influenzawelle der Saison 2016/2017 vor allem ältere Menschen stark getroffen hat. Laut Statistik der AG Influenza (AGI) am RKI waren in der vergangenen Saison 94 Prozent der registrierten Influenza-Todesfälle Patienten im Alter ab 60 Jahren. Trotz des bekanntermaßen erhöhten Risikos für schwere Grippe-Komplikationen bei den Senioren befinden sich die Impfraten seit Jahren im Sinkflug. Hatten sich vor sieben Jahren noch 47,9 Prozent der über 60 Jährigen gegen Grippe impfen lassen, waren es im letzten Winter nur noch 35,3 Prozent. (3)

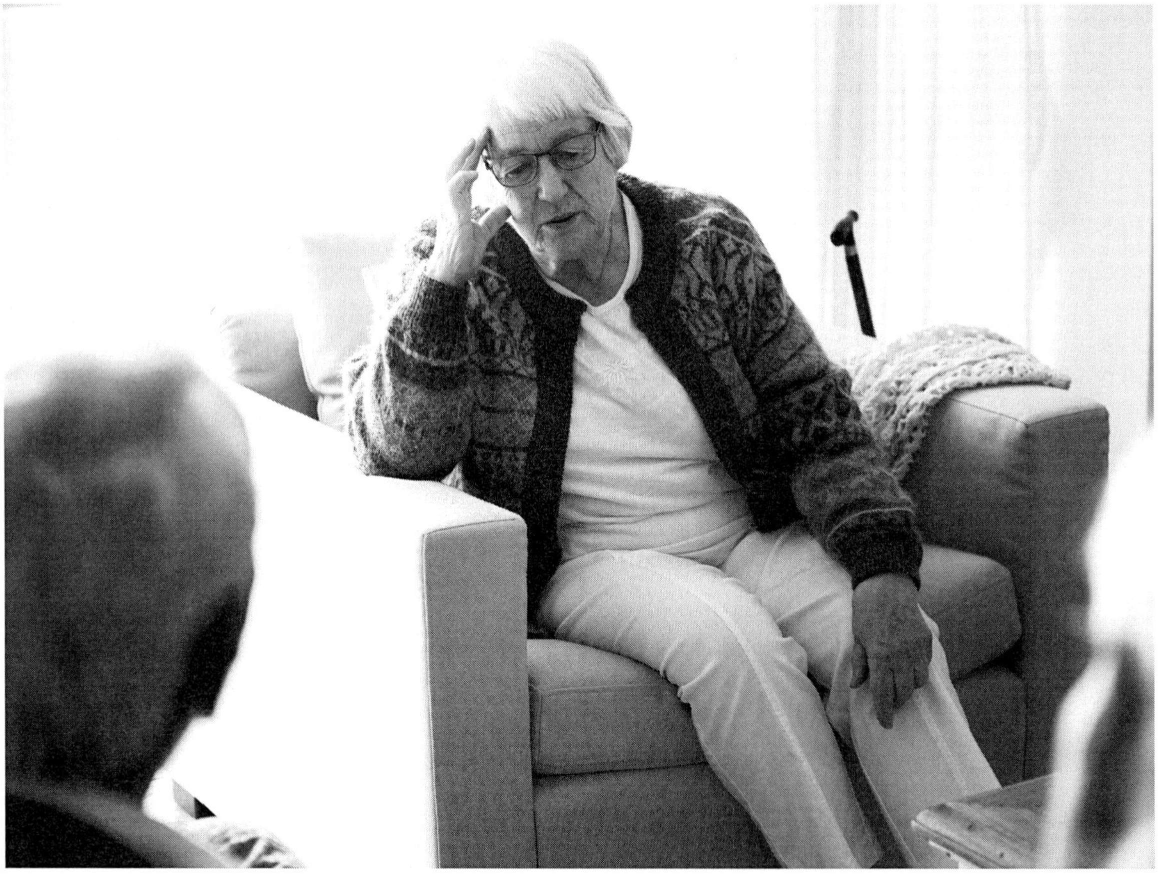

Abb. 6-2 Bei Menschen über 60 Jahren führt die Influenza infolge altersbedingter Immundefizienz und diverser Komorbiditäten häufiger zu schweren Verläufen, zu Komplikationen wie Pneumonie und Herzinfarkt und zu Todesfällen. Quelle: Fotolia

Ein Beispiel für insuffiziente Durchimpfungsraten bei Senioren liefert eine aktuelle Erhebung der Abteilung Infektionsschutz im Gesundheitsamt der Schleswig-Holsteinischen Landeshauptstadt Kiel: In 30 Kieler Altenheimen, die von dieser Abteilung hygienisch überwacht und u.a. zur saisonalen Influenza-Impfung beraten werden, beträgt die Durchimpfungsrate der Bewohner in dieser Saison 52,6 Prozent. Erforderlich wäre eine Durchimpfungsrate von 80 Prozent, um im Ernstfall eine Ansteckungswelle wirkungsvoll zu verhindern. Die AGI betonte erneut, die Impfung sei trotz der schwankenden Impfeffektivität die wichtigste Maßnahme zum Schutz vor einer Erkrankung. Auch wenn die Wirksamkeit der Influenzaimpfung nicht optimal ist, können aufgrund der Häufigkeit der Influenza viele Erkrankungsfälle und schwere Verläufe verhindert werden.

Aber auch in anderen Risikogruppen werden die Impfquoten nicht annähernd erreicht. Beim medizinischen Personal sind deutschlandweit insgesamt nur knapp 40 Prozent geimpft.

Noch gravierender wird das Impfdefizit, wenn man alle Versicherten zusammen betrachtet.

Die Kaufmännische Krankenkasse hat die Daten für die einzelnen Bundesländer ausgewertet. Das Ergebnis ist ernüchternd: Im Jahr 2016 ließ sich nur noch jeder siebte KKK-Versicherte gegen Influenza impfen, in Schleswig-Holstein sogar nur jeder achte, also gerade einmal 13 Prozent.

In Deutschland sind – im Gegensatz zu den USA und diversen anderen Ländern – weder Ziele für Impfraten noch Kampagnen zur Aufklärung der vielen Irrtümer und Mythen über die Influenza-Impfung vorhanden. Ungeachtet der Tatsache, dass die Influenza-Impfung kostensparend bei Älteren und Risikopersonen und kosteneffektiv in praktisch jeder Bevölkerungsgruppe ist. Hier besteht also dringender Handlungsbedarf!

6.2.2 Mangelnde Impfmoral beim ärztlichen und pflegerischen Personal

Vor allem ältere Patienten haben ein stark erhöhtes Risiko, an Influenza schwer zu erkranken und an den Kollateralschäden der Infektion zu versterben. Neben dem Eigenschutz (Impfindikation aufgrund der beruflichen Exposition) steht in der geriatrischen Medizin insbesondere auch die Sicherheit der behandelten Patienten oder betreuten Personen für ärztliches und pflegerisches Personal im Vordergrund. Eine in zwei Universitätskliniken durchgeführte Pilotstudie des RKI ergab, dass nur knapp 40 Prozent der Klinikmitarbeiter geimpft waren, 56 Prozent der Ärzte, 34 Prozent des Pflegepersonals und 27 Prozent der Angehörigen therapeutischer Berufe. In den Altenpflegeheimen ist von ähnlich schlechten Impfraten auszugehen.

Einem Cochrane-Review13 zufolge hat die alleinige Impfung des medizinischen Personals keinen Einfluss auf die Inzidenz von Grippeerkrankungen bei älteren Menschen in Pflegeeinrichtungen. Dennoch sollten sich die Mitarbeiter konsequent jährlich impfen lassen. Denn: Die Heimbewohner sind darauf angewiesen, dass sich ihr Umfeld impfen lässt, weil bei älteren Menschen durch die altersbedingte Schwächung ihres Immunsystems die Schutzwirkung der Impfung weniger effizient ist. Ebenso wie ältere Patienten sind auch andere Menschen mit Immunsuppression wie z. B. intensivmedizinisch Betreute darauf angewiesen, dass von den Gesundheitsdienstbeschäftigten kein Infektionsrisiko ausgeht.

[13] Die Cochrane-Stiftung ist nach dem britischen Arzt und Epidemiologen, Sir Archibald Leman Cochrane benannt. Die Stiftung erstellt systematische Übersichten zur Überprüfung von Therapien in Studien.

6.2.3 Wissen, was schützt – Risikominimierung statt Vollkasko

„Grippewelle bremst Bahnbetreiber aus – In den Hamburger Metronom-Zügen fehlen Lokführer" titelte die Lokalpresse in der zweiten Januarhälfte 2018.

Wenn keine Züge fahren, ist das noch keine Katastrophe. Wenn aber wegen der Grippewelle das Personal in Krankenhäusern noch knapper wird, irgendwie schon. Wann lernen wir zu begreifen, dass periodische Ereignisse nicht Schicksal sind, sondern präventivmedizinische Möglichkeiten ausgeschöpft werden müssen?

Die Grippeimpfung wirkt ähnlich wie der Anschnallgurt beim Autofahren: Er reduziert das Risiko deutlich, allerdings nicht auf Null. Eine aktuelle amerikanische Studie hat erneut belegt, dass die Grippeimpfung das Infektionsrisiko um ca. 50 % reduziert. (8)

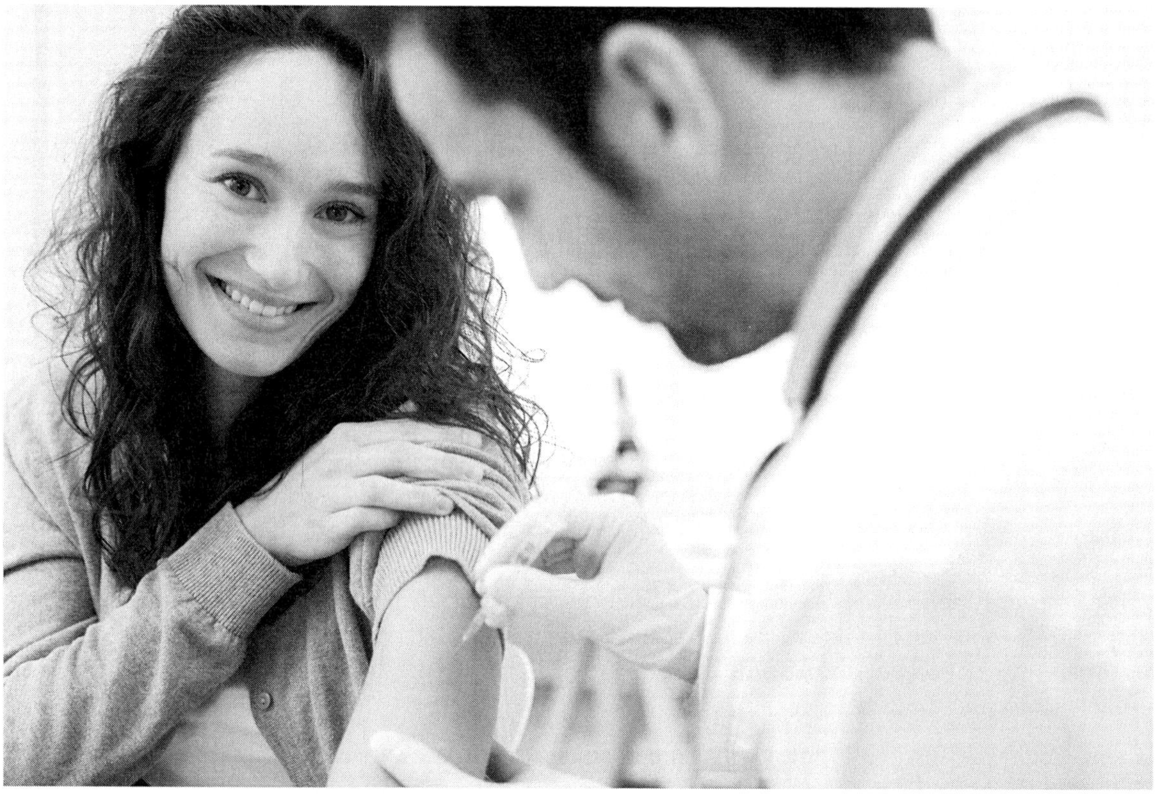

Abb. 6-3 Impfen schützt. Dies gilt auch für Influenza. Trotz aller Unwägbarkeiten ist und bleibt die jährliche Grippeimpfung die wichtigste Präventionsmaßnahme gegen eine Influenza. Quelle: Fotolia

Im langfristigen Mittel verursachen Influenzavirus-Infektionen in Deutschland jährlich etwa 10.000 zusätzliche Todesfälle. Dabei korrelieren die Schwankungen bei den Todesfällen gut mit der Schwere der jeweiligen Influenzaepidemie. Zusätzlich verursacht die Influenza jedes Jahr zahlreiche Krankenhausaufenthalte und damit verbundene hohe Kosten durch medizinische Versorgung und Arbeitsausfälle.

Anders als bei anderen impfpräventablen Infektionserregern wie z. B. den Hepatitis B-Viren, bei denen nach abgeschlossener Grundimmunisierung von einem langanhaltenden Immunschutz auszugehen ist, muss die Influenza-Impfung **jedes Jahr** durchgeführt werden, um den Schutz vor Neuinfektionen durch mutierte oder rekombinante Virustypen zu komplettieren. Sie sollte auch dann erfolgen, wenn die Zusammensetzung des Impfstoffes im Vergleich zum Vorjahr nicht geändert wird. Dieses Wissen scheint im Bewusstsein der Bevölkerung noch nicht hinreichend verankert.

6.2.4 Aktuelle Empfehlungen der STIKO zur Influenza-Impfung

Die jährliche Impfung gegen saisonale Influenza wird von der Ständigen Impfkommission (STIKO) allen Personen mit chronischen Grundleiden, Schwangeren, Personen ab einem Alter von 60 Jahren und medizinischem Personal empfohlen. Seit der Saison 2018/19 wurde die Empfehlung der STIKO für eine vorzugsweise quadrivalente Influenzaimpfung flächendeckend umgesetzt. Damit werden die beiden Influenza A-Subtypen, A(H3N2) und A(H1N1)pdm09, und die beiden B-Linien, B-Yamagata und B-Victoria, abgedeckt, die in unterschiedlichen Anteilen in der Wintersaison zirkulieren können.[14] [12].

Da sich die zirkulierenden Influenzaviren kontinuierlich genetisch verändern, spricht die Weltgesundheitsorganisation (WHO) jedes Jahr eine Empfehlung für die Zusammensetzung des jeweils aktuellen Impfstoffes aus. Die Zusammensetzung des Impfstoffs und die durch das Paul-Ehrlich-Institut (PEI) freigegebenen Impfstoffdosen werden regelmäßig auf den Internetseiten des PEI veröffentlicht.[15]

Im Rahmen der virologischen Surveillance der AGI (Arbeitsgemeinschaft Influenza) lässt sich bereits während der Influenzasaison eine Schätzung durchführen. Im Vergleich mit den Ergebnissen der Vorsaisons wurde eine vergleichsweise höhere Impfwirksamkeit geschätzt. Die Impfung war gegen jeden der drei in der Saison 2019/20 zirkulierenden Influenzatypen bzw. Subtypen wirksam. Die virologischen Charakterisierungsergebnisse konnten durch die klinische Untersuchung bestätigt werden.

Aufklärung von Ausbrüchen

Während der Saison 2019/20 hat das NRZI an der Aufklärung von drei Influenzaausbrüchen mitgewirkt, welche sich in einem Betrieb, in einem Krankenhaus und einer Pflegeeinrichtung ereigneten. Bei einem Ausbruch waren A(H3N2)-Influenzaviren (Ausbruch 1) ursächlich, bei den anderen Ausbrüchen konnten A(H1N1)pdm09- (Ausbruch 2) sowie A(H1N1)pdm09- und A(H3N2)-Influenzaviren (Ausbruch 3) nachgewiesen werden.

Auch wenn durch die Impfung nicht alle Geimpften vor einer Erkrankung mit Influenza geschützt sind, kann (aufgrund der Häufigkeit von Influenzaerkrankungen) durch die Impfung eine große Zahl an Erkrankungen verhindert werden. Daher bleibt die Influenzaimpfung die beste Präventionsmaßnahme auf Bevölkerungsebene, um das Risiko von Erkrankungen zu vermindern. Grundsätzlich sollten alle Personen unabhängig vom Impfstatus auch weitere präventive Verhaltensweisen beachten. Die AHA+L-Regeln (Abstand halten, Händehygiene, Alltagsmasken und regelmäßiges Lüften bei

[14] Zitiert nach Epid. Bull. 2020;34:1–68. [88]

[15] Paul-Ehrlich-Institut: Influenzaimpfstoffe. Stämme 2020/2021, Impfstoff-Dosen 2020/2021. Abrufbar unter https://www.pei.de/DE/arzneimittel/impf-stoffe/influenza-grippe/influenza-node.html

Aufenthalt in Innenräumen) sind auch gegen Influenza wirksam. Dadurch wird das Risiko, sich mit Influenzaviren zu infizieren, deutlich gesenkt.

Während in Deutschland in den meisten Bundesländern die Impfung für Risikogruppen und nicht allgemein für die gesamte Bevölkerung empfohlen wird, wird die Impfung in den USA seit 2010 für jedermann, abgesehen von Kindern unter sechs Monaten, empfohlen.

6.2.5 Impfschutz

Der Schutz ist variabel und hängt von mehreren Faktoren ab. Generell ist bei Kindern und Jugendlichen mit einer besseren Impfantwort zu rechnen. Die Schutzrate des klassischen Influenza-Impfstoffs bei gesunden Impflingen unter 65 Jahren liegt bei 73 %, bei über 65-jährigen Probanden lediglich bei etwa 30 %. Die Schutzrate lässt sich durch spezielle Impfstoffe durchaus steigern. So sind z. B. seit Jahren Impfstoffe am Markt verfügbar, die der mit zunehmendem Alter abnehmende Leistung des Immunsystems Rechnung tragen:

Influenzaimpfstoffe mit höherem Antigengehalt können Senioren effektiver schützen als der trivalente Standardimpfstoff. Auch adjuvantierte Impfstoffe rufen in dieser Altersgruppe signifikant höhere Antikörperkonzentrationen hervor als die Standardvariante. In den vergangenen Jahren konnten GKV-Patienten wegen entsprechender Rabattverträge allerdings nur mit trivalenten Standardimpfstoffen geimpft werden. Ein Missstand, der durch das Arzneimittelversorgungsstärkungsgesetz inzwischen behoben wurde.

Des Weiteren ist durch den Paradigmenwechsel bei der Impfstoffempfehlung ein verbesserter Schutz zu erwarten: Die STIKO empfiehlt nunmehr ab der Saison 2018/2019 die quadrivalente Vakzine (QIV) anstelle der bisherigen trivalenten Impfstoffe (TIV). Anders als die bislang empfohlenen trivalenten Impfstoffe decken die QIV die beiden Influenza B-Stämme der Victoria- und Yamagata-Linie ab, die seit Jahren regelmäßig zirkulieren. Die neue Empfehlung ist im Februar 2018 mit der Publikation im „Epidemiologischen Bulletin“ in Kraft getreten. Das RKI rät aktuell bei TIV-geimpften Hochrisikopatienten zu einer Nachimpfung mit QIV.

Zur Begründung für die Empfehlung der QIV als der Saison 2018/2019 als Standard hat die STIKO in einer Modellrechnung den Zusatznutzen analysiert. Nach dem Modell ließen sich mit dem Umstieg auf QIV verglichen mit der TIV-Impfung im Schnitt pro Grippesaison zusätzlich 182.000 bis 388.000 Influenza-bedingte Arztkonsultationen und 844 bis 1863 Krankenhauseinweisungen verhindern; das bedeutet jeden Winter im Schnitt 1000 Klinikpatienten weniger.

Die bisher suboptimale Schutzwirkung der Influenza-Impfstoffe sollte auf keinen Fall als Argument herangezogen werden, auf die saisonale Grippe-Impfung zu verzichten, im Gegenteil:

Eine aktuelle Fall-Kontroll-Studie belegt: Je öfter alte Menschen gegen saisonale Influenza geimpft werden, desto besser ist ihr Schutz vor schweren Grippe-Komplikationen. Bei den Vielgeimpften war das Risiko für eine relativ leichte Influenza mit stationärer Therapie um etwa 30 Prozent vermindert, das Risiko für eine schwere, intensivtherapiepflichtige Influenza um 74 Prozent und das Risiko für einen letalen Verlauf durch Influenza-Komplikationen um 70 Prozent. Die Autoren der Studie vermuten, dass die Impfung nicht nur die Produktion von Antikörpern gegen Influenzaviren auslöst, sondern zusätzlich zur humoralen auch eine T-Zell-vermittelte Immunantwort stimuliert, die gegen interne Proteine mehrerer Virus-Subtypen gerichtet ist.

Passabler Impfschutz trotz „mismatch“

Der „mismatch“ bei Influenza B-Viren in den bisherigen Grippevakzinen ließ natürlich Zweifel an der Schutzwirkung der Grippe-Impfung aufkommen. Zu Anfang der Saison 2017/2018 wurden in Stichproben von Patienten mit laborbestätigter Influenza zu 72 Prozent B-Viren der Yamagata-Linie isoliert, die in den TIV nicht enthalten ist. Neuste Studiendaten sprachen aber für eine Kreuzprotektion der in diesen Impfstoffen enthaltenen Victoria-Linie:

Eine aktuelle Fall-Kontroll-Studie des RKI ergab, dass die TIV im Winter 2017/2018 knapp die Hälfte der Geimpften vor Erkrankung schützt. Das klingt wenig, ist aber unter Berücksichtigung der insgesamt nur moderaten Wirksamkeit der Influenza-Impfstoffe eine passable Rate (Epid. Bull 2018; 6; 69). Vorläufige Daten in Kanada sprechen ebenfalls für eine Kreuzprotektion der Influenza B-Impfstämme: Dort wurde trotz „mismatch“ ein Schutz von 55 Prozent gegen Influenza B ermittelt (Euro Surveill 2018; 23(5): pii = 18–00035).

Das Fazit des RKI: Auch wenn durch die Impfung weniger als die Hälfte der Geimpften vor einer Influenza geschützt werden, kann aufgrund de Häufigkeit von Grippe mit der Impfung eine große Zahl an Erkrankungen verhindert werden. Daher bleibt die Influenzaimpfung die beste Präventionsmaßnahme auf Bevölkerungsebene, um das Risiko zu verhindern.

Wie gut ist die Bevölkerung vor einer neuen Influenzapandemie geschützt?

Im Januar 1918 begann in den USA die tödlichste Grippepandemie der Geschichte: In kaum zwei Jahren infizierte der Erreger der „Spanischen Grippe“ über 500 Millionen Menschen; die Zahl der Toten wird auf 50 bis 100 Millionen beziffert, überwiegend junge Erwachsene. Damit forderte diese Pandemie etwa dreimal so viele Opfer wie der Erste Weltkrieg. Experten sind sich einig: Die Welt ist auf eine Grippepandemie nicht besser vorbereitet als 1918. Bei allem Fortschritt wird die moderne Medizin in einem solchen Fall schnell an ihre Grenzen kommen: Weder die Menge an antiviralen Medikamenten noch die Anzahl der Intensivbetten würden bei einer Pandemie ausreichen, und die Herstellung konventioneller Impfstoffe dauert Monate.

Die forschende Pharmaindustrie arbeitet an der Herstellung von Impfstoffen, die über Jahre gegen alle Influenzaviren wirken, nicht nur gegen die in der jeweiligen Saison zirkulierenden Subtypen. Noch befindet sich die Entwicklung allerdings im experimentellen Studium, klinische Tests sind noch nicht in Sicht. Und dann müsste eine solche Vakzine von der Bevölkerung angenommen werden. Letztendlich entscheidet auch bei einer Vakzine mit besserer Schutzwirkung die Durchimpfungsrate über den präventiven Erfolg.

6.2.6 Influenza wird als nosokomiale Infektion unterschätzt

Die Influenza wird auch als nosokomiale Virus-Infektion bisher unterschätzt. Ausbrüche sind in der Regel an den saisonalen Höhepunkt der jährlichen Influenza-Welle gekoppelt. Häufig bieten immungeschwächte Patienten in Krankenhäusern und Pflegeinstitutionen in Verbindung mit der leichten Übertragbarkeit und der kurzen Inkubationszeit der Influenza (1–3 Tage) ideale Voraussetzungen für Ausbrüche. [21]

Inzidenz und Prävalenz der nosokomialen Influenza sind bisher unzureichend untersucht. In der Literatur schwanken die Angaben zur Rate nosokomialer Influenza zwischen 17 % [10] und 23 % [11].

Eine retrospektive Beobachtungsstudie stellt die Epidemiologie nosokomialer Influenza-Fälle in einem Universitätskrankenhaus über einen Zeitraum von zwei Influenza-Saisons 2012-2014 zusammen [12]. Trotz einer ausgeprägten Variabilität der Influenza von Jahr zu Jahr blieb die Rate an nosokomialer Influenza nahezu unverändert. In dieser retrospektiven Studie ließen sich die Quellen der nosokomialen Infektionen nicht klären. Bisherige Studien konnten zeigen, dass das medizinische Personal eine wichtige Infektionsquelle im Krankenhaus darstellt [9].

Mitarbeiter bleiben trotz symptomatischer Influenza nicht unbedingt zu Hause und stellen somit ein Risiko für andere dar [13]. Eine andere Studie zeigte, dass aber auch gegen Influenza geimpfte und nicht febrile Mitarbeiter Influenzaviren im Krankenhaus übertragen [14]. Dennoch bleibt die Impfung die wichtigste präventive Maßnahme gegen Influenza und die Impfquoten unter Mitarbeitern im Gesundheitswesen sollte dringendst verbessert werden [15].

6.2.7 Personalschutzmaßnahmen bei der Versorgung von Patienten mit Verdacht auf bzw. nachgewiesener Influenza

Das RKI weist in seinen Empfehlungen zu Hygienemaßnahmen bei Patienten mit Verdacht auf bzw. nachgewiesener Influenza auf folgende Personalschutzmaßnahmen hin (www.rki.de → Influenza).

Das für die Versorgung dieser Patienten eingesetzte Personal sollte hinsichtlich der Übertragungswege und zu beachtenden Schutzmaßnahmen geschult und geimpft sein. (Der Kreis der Kontaktpersonen sollte definiert und begrenzt sein; s. auch arbeitsmedizinische Betreuung). Auf die Bedeutung der Impfung des Pflegepersonals auch hinsichtlich der Übertragung auf andere Patienten wird ausdrücklich hingewiesen.

Die Nutzung eines Zimmers mit Schleusenfunktion ist grundsätzlich zu bevorzugen.

Mund-Nasen-Schutz/geeigneten Atemschutz vor Betreten des Zimmers anlegen, Schutzkittel in der Schleuse bzw. im Zimmer des Patienten anlegen und dort vor Verlassen des Zimmers belassen Mindestens mehrlagiger, dicht anliegender Mund-Nasen-Schutz (zu den Anforderungen s. die entsprechenden Angaben des ABAS im Bundesarbeitsblatt, Beschluss 609 [www.baua.de → Themen von A-Z → Biologische Arbeitsstoffe → Technische Regeln für Biologische Arbeitsstoffe] bzw. geeignete Schutzbrille und geeigneter Atemschutz (FFP 3, s. auch Beschluss 609 des ABAS) bei ausgeprägter Exposition (z. B. Bronchoskopie)

Einweghandschuhe in der Schleuse bzw. nach Betreten des Zimmers anlegen und vor Verlassen des Zimmers in einem geschlossenen Behältnis entsorgen

Händedesinfektion ist erforderlich nach direktem Patientenkontakt, Kontakt mit erregerhaltigem Material oder kontaminierten Objekten sowie nach Ablegen der Handschuhe vor Verlassen der Schleuse mit einem Desinfektionsmittel mit nachgewiesener Wirksamkeit für das Wirkungsspektrum „begrenzt viruzid" (www.rki.de → Infektionsschutz → Krankenhaushygiene → Desinfektion → Prüfung und Deklaration der Wirksamkeit von Desinfektionsmitteln gegen Viren)

Je nach epidemischer Situation ggf. Etablierung von Strukturen zur Erkennung der Ausbreitung in einer Einrichtung (z. B. aktive Surveillance)

Kernaussagen

- Jährlich gehen weltweit bis zu 650.000 Todesfälle auf das Konto einer Infektion mit Influenza-Viren
- Die jährliche saisonale Impfung ist die effektivste Präventionsmaßnahme gegen Influenza
- Die aktuellen Durchimpfungsraten sind in allen Personen-Kategorien, für die die STIKO die Influenza-Impfung empfiehlt, zu niedrig.
- Unzureichende Durchimpfungsraten finden sich vor allem bei den Senioren, die ein besonders hohes Risiko für schwere bis letale Krankheitsverläufe aufweisen, sowie bei den Beschäftigten im Gesundheitsdienst, die Verantwortung für die Patientensicherheit tragen.
- Die STIKO sieht noch viel Potenzial für einen besseren Influenza-Schutz.

7 Kommentar zum „Gesetz für den Schutz vor Masern und zur Stärkung der Impfprävention (Masernschutzgesetz) vom 10. Februar 2020“ [28]

Einführung

Masern gehören zu den ansteckendsten Infektionskrankheiten beim Menschen überhaupt. Eine an Masern erkrankte Person kann schätzungsweise bis zu 18 weitere empfängliche (d.h. nicht durch Impfung oder vorherige Erkrankung immune) Personen anstecken.

In Deutschland wird seit über 40 Jahren gegen Masern geimpft. Seitdem ist die Anzahl der Masernerkrankungen deutlich zurückgegangen, die Wirksamkeit der Immunisierung ist also hinlänglich belegt. Des Weiteren hat der jahrzehntelange praktische Einsatz des Masern-Impfstoffes auch seine Sicherheit bewiesen – nennenswerte Nebenwirkungen sind nicht aufgetreten. Andererseits führen Impflücken bei verschiedenen Personengruppen dazu, dass in manchen Jahren immer noch hohe Fallzahlen, schwere Komplikationen und Todesfälle aufgrund von Masern zu beklagen sind.

Die Zahl der Masernerkrankungen hat im vergangenen Jahr einen neuen Höchststand erreicht. WHO und UNICEF teilten mit, dass 2019 fast 870.000 Fälle registriert wurden – so viele wie zuletzt Mitte der neunziger Jahre. Die Zahl der Maserntoten hat sich innerhalb von nur drei Jahren mehr als verdoppelt: Während ihre Zahl im Jahr 2016 noch bei unter 100.000 und damit so niedrig wie noch nie seit Beginn der Aufzeichnungen lag, so starben im Jahr 2019 mehr als 207.500 Menschen an Masern. Die meisten von ihnen waren Kinder unter fünf Jahren.

Vor 20 Jahren hatte die WHO noch mehr als 550.000 Maserntote pro Jahr gezählt. Die großen Erfolge, die die Weltgemeinschaft durch die Masernimpfung zwischen 2000 und 2016 bereits erreicht hatte, setzt sie nunmehr wieder auf das Spiel.

Aus einem Abgleich der Daten von 2016 und 2019 leiten WHO und UNICEF ab, die Hauptursache des starken Anstiegs der Maserntoten bestehe darin, dass Kinder nicht rechtzeitig die zwei notwendigen Dosen des Masernimpfstoffes bekommen haben.

In diesem Jahr könnte sich das Problem nach Einschätzung der beiden internationalen Organisationen noch verschärfen, denn: Aufgrund der Corona-Pandemie mussten in 26 Ländern die Impfkampagnen gegen Masern gestoppt werden, wodurch bis November 2020 mehr als 94 Millionen Menschen dem Risiko ausgesetzt waren, die erforderliche Impfung nicht zu bekommen. Schon jetzt kommt es in vielen dieser Länder zu anhaltenden Masernausbrüchen.

Die einzige Chance, diese fatale Entwicklung aufzuhalten, besteht darin, die Masherndurchimpfungsquoten wieder konsequent hochzufahren. Hohe Impfquoten sorgen für eine Unterbrechung der Infektionsketten und tragen damit zu einer Eindämmung der Viruszirkulation und schlussendlich zur Eliminierung des Masernvirus bei.

Bei einer Immunität in der Bevölkerung um mindestens 95% können wirksam auch Personen geschützt werden, die (noch) nicht geimpft werden können, also Säuglinge, Personen mit Einschränkung des Immunsystems, sowie ungeschützte Schwangere.

Das Masernschutzgesetz auf einen Blick

Das am 10. Februar 2020 vom Bundestag beschlossene Masernschutzgesetz ist nunmehr im März 2020 in Kraft getreten. Das Gesetz beinhaltet detaillierte Regelungen zur Nachweispflicht über einen Masernschutz (Impfung oder Immunität) sowie zu deren Umsetzung. Die bundesweite Nachweispflicht über einen Masernschutz gilt für:

- Personen, die nach dem 31.12.1970 geboren sind und in medizinischen Einrichtungen tätig sind.
- Kinder, die in einer Gemeinschaftseinrichtung oder in der erlaubnispflichtigen Kindertagespflege betreut werden.
- Personen, die nach dem 31.12.1970 geboren sind und in Gemeinschaftseinrichtungen oder in der Kindertagespflege tätig sind.
- Personen, die nach dem 31.12.1970 geboren sind und in Gemeinschaftsunterkünften für Asylsuchende und Flüchtlinge bereits vier Wochen untergebracht oder dort tätig sind.
- Kinder, die in Heimen bereits vier Wochen betreut werden.

Die Zielsetzung der Impfpflicht

Die bisherigen legislatorischen Massnahmen zur Elimination der Masern, zum Beispiel durch das Präventionsgesetz im Jahr 2015, haben bisher noch nicht zu einem ausreichenden Rückgang der Maserninfektionen in Deutschland geführt. Die Regelungen des Masernschutzgesetzes sollen nunmehr:

- den individuellen Masernschutz verbessern
- die Impfquote in der Bevölkerung steigern und damit
- den erforderlichen Gemeinschaftsschutz aufbauen (Herdenimmunität)
- vulnerable Gruppen vor einer Maserninfektion schützen.

Damit trägt Deutschland zum globalen Gesundheitsziel der weltweiten Masernelimination bei (Global Vaccine Action Plan, WHO 2013).

Das Gesetz sieht vor, dass alle Kinder ab dem vollendeten ersten Lebensjahr beim Eintritt in die Schule oder den Kindergarten die von der Ständigen Impfkommission (STIKO) empfohlenen Masern-Impfungen vorweisen müssen. Auch bei der Betreuung durch eine Kindertagespflegeperson muss in der Regel ein Nachweis über die Masernimpfung erfolgen. Darüber hinaus gilt das Bundesmasernschutzgesetz für Personen, die in Gemeinschaftseinrichtungen oder medizinischen Einrichtungen tätig sind wie Erzieher, Lehrer, Tagespflegepersonen und medizinisches Personal (soweit diese Personen nach dem 31.12. 1970 geboren sind). Auch Asylbewerber und Flüchtlinge müssen den Impfschutz vier Wochen nach Aufnahme in eine Gemeinschaftsunterkunft aufweisen.

Der Nachweis des Masernschutzes

Der Nachweis der Immunität kann durch den Impfausweis, das gelbe Kinderuntersuchungsheft oder – insbesondere bei bereits erlittener Krankheit – ein ärztliches Attest erbracht werden. Der Nachweis ist in der Regel gegenüber der Leitung der Einrichtung zu erbringen. Kinder, die schon jetzt im Kindergarten und in der Schule oder in einer anderen Gemeinschaftseinrichtung betreut werden, müssen den Nachweis bis zum 31. Juli 2021 erbringen. Ebenfalls möglich ist die Bestätigung einer zuvor besuchten Einrichtung, dass ein entsprechender Nachweis bereits dort vorgelegen hat.

Entsprechendes gilt für Personal in Gemeinschaftseinrichtungen und medizinischen Einrichtungen, wie z. B. in Krankenhäusern oder Arztpraxen. In zahlreichen medizinischen Einrichtungen ist das bereits gelebte Praxis.

Die Sanktionen zur Durchsetzung des Masernschutzgesetzes

Eltern, die ihre in Gemeinschaftseinrichtungen betreuten Kinder nicht impfen lassen, werden künftig eine Ordnungswidrigkeit begehen und müssen mit einer Geldbuße in Höhe von bis zu EUR 2.500,- rechnen. Die Geldbuße kann auch gegen die Leitungen von Kindertagesstätten verhängt werden, die nicht geimpfte Kinder zulassen. Ein Bußgeld kommt auch in Betracht gegen nicht geimpftes Personal in Gemeinschaftseinrichtungen, Gesundheitseinrichtungen und Asylbewerberunterkünften und gegen nicht geimpfte Bewohner solcher Unterkünfte.

Nichtgeimpfte Kinder können vom Besuch des Kindergartens ausgeschlossen werden. Nichtgeimpftes Personal darf in Gemeinschafts- oder Gesundheitseinrichtungen keine Tätigkeiten aufnehmen.

Die praktische Umsetzung des Masernschutzgesetzes

Um die Impfprävention generell zu stärken, sieht das Gesetz u. a. vor, dass künftig alle Ärzte (ausgenommen Zahnärzte) Schutzimpfungen durchführen dürfen. Fachärztinnen und Fachärzte dürfen Schutzimpfungen unabhängig von den Grenzen für die Ausübung der fachärztlichen Tätigkeit durchführen.

Außerdem soll der Öffentliche Gesundheitsdienst wieder verstärkt freiwillige Reihenimpfungen in Schulen durchführen. Daher werden die Krankenkassen verpflichtet, mit dem Öffentlichen Gesundheitsdienst Vereinbarungen über die Erstattung der Kosten für diese Impfungen zu treffen.

Die Dokumentation von Schutzimpfungen soll auch in elektronischer Form möglich sein. Unter anderem durch solche digitalen Impfausweise können Patienten bzw. die für das Kind verantwortliche Person automatisiert an Termine für Folge- und Auffrischimpfungen erinnert werden.

Kaum eine Gesetzesnovelle wurde so kontrovers diskutiert und war in der Bevölkerung so negativ besetzt wie das Masernschutzgesetz. Insbesondere die Information und Aufklärung über die Masernimpfung wurden immer wieder als unzureichend kritisiert.

Die neuen Regelungen werden durch eine verstärkte Aufklärung der Bundeszentrale für gesundheitliche Aufklärung (BZgA) begleitet. Das Bundesministerium für Gesundheit hat dafür Mittel in Höhe von 2 Millionen Euro pro Jahr bereitgestellt.

Flankierende Maßnahmen

Das Masernschutzgesetz sieht weitere flankierende Maßnahmen zur Stärkung der Impfprävention vor.

Eine Meldepflicht für die Subakute Sklerosierende Panenzephalitis (SSPE) wurde eingeführt, um valide Daten zur Inzidenz dieser durch das Masernvirus verursachten tödlich verlaufenden Spätkomplikation zu erheben.

Des weiteren wird eine Impfung gegen *Streptococcus pneumoniae* routinemäßig sowohl im Säuglingsalter als auch im Seniorenalter empfohlen. Der direkte Nachweis von Pneumokokken aus Blut, Eiter, Liquor oder anderen normalerweise sterilen Substraten ist erst durch das Labor ab sofort meldepflichtig.

Krankenkassen können Versicherte über fällige Schutzimpfungen informieren. In regionalen Modellvorhaben von längstens 5 Jahren wird die Durchführung von Grippeschutzimpfungen in Apotheken erprobt.

Die Kassenärztlichen Vereinigungen übermitteln dem RKI im Rahmen der Impfsurveillance (Impfeffekte, Inanspruchnahme von Schutzimpfungen) pseudoanonymisierte Daten.

Der Hintergrund: Masern sind nicht harmlos

Masern zählen zu den ansteckendsten Infektionskrankheiten. Im 2019 wurden europaweit 13.207 Masernfälle gemeldet. In Deutschland wurden im Jahr 2019 bundesweit 514 Fälle registriert, im Jahr 2018 betrug die Zahl der gemeldeten Erkrankungen 544 Fälle.

Eine Maserninfektion ist – anders als vielfach angenommen – keine harmlose „Kinder-Krankheit“. Zum einen hat sich das Infektionsalter in Richtung Jugendliche und junge Erwachsene verschoben, zum anderen sind Komplikationen und Folgeerkrankungen häufiger als allgemein bekannt.

Eine weitere allgemeine Fehleinschätzung betrifft den Immunschutz: Impfgegner und Befürworter von „Masern-Partys“ begründen ihre Haltung gern damit, dass die „natürliche“ Immunisierung nach durchgemachter Wildvirus-Infektion besser sei als der Schutz nach Impfung. Fakt ist, dass die zweimalige Impfung den besten Schutz vor Masern bietet und für eine lebenslange Immunität sorgt.

Masern-Impflücken in Deutschland sind zu groß

Trotz aller Gesundheitsinformationen und Aufklärungskampagnen wie z. B. die Plakatwerbung „Deutschland sucht den Impfausweis“ sind die Impflücken bei Masern in Deutschland weiterhin zu groß. Neuere Auswertungen des RKI zu Impfquoten belegen, dass zwar 97,1 Prozent unserer Schulanfänger die erste Masernimpfung erhalten. Bei der für die tragende Immunität entscheidenden zweiten Masernimpfung hingegen gibt es große regionale Unterschiede, so dass auf Bundesebene die erforderliche Impfquote von 95 Prozent noch immer nicht erreicht wird. RKI-Daten zufolge sind nur gut 93 Prozent der Schulanfänger 2017 zwei Mal gegen Masern geimpft. Ein Gemeinschaftsschutz, die sog. „Herdenimmunität“, kann aber nur mit einer Impfquote von 95 Prozent erreicht werden.

Braucht Deutschland ein Masernschutzgesetz?

Jahrzehnte nach der erfolgreichen Ausrottung der Pocken sowie der Poliomyelitis durch nationale Pflichtimpfaktionen führt Deutschland nun mit dem Masernschutzgesetz wieder eine Teil-Pflichtimpfung ein. Hintergrund ist die Verpflichtung gegenüber der Weltgesundheitsorganisation (WHO), die Masern in Europa auszurotten, wie in zahlreichen europäischen Ländern durch entsprechende Programme bereits mehr oder weniger lange mit Erfolg umgesetzt. Kaum ein Gesetz ist so lange und so erbittert kontrovers diskutiert worden wie dieses Masernschutzgesetz, sowohl in medizinischen Fachkreisen als auch von medizinischen Laien. Impfgegner hatten bis kurz vor der Verabschiedung gehofft, diese mit ihren Aktionen noch kippen zu können. Befürwortern der Impfprävention dagegen gingen die Regelungen nicht weit genug, weil sich das Infektionsalter für Masern zunehmend ins junge Erwachsenenalter verschoben hat und diese Personengruppe nicht zwingend unter die Nachweispflicht über einen Masernschutz fällt.

Die bisherigen Maßnahmen zur Steigerung der Impfquoten haben nicht dazu geführt, dass sich genügend Menschen in Deutschland impfen lassen. Dies gilt nicht nur für die Masernimpfung, sondern auch für andere Impfungen. Bei Masern wirkt es sich allerdings besonders schwerwiegend aus, dass es immer noch Impflücken in allen Altersgruppen gibt. Bei Kindern im Alter von 24 Monaten liegt die bundesweite Impfquote für die von der STIKO empfohlene zweite Masernimpfung nur bei 73,9 Prozent. Für eine erfolgreiche Eliminierung der Masern sind aber mindestens 95 Prozent nötig.

Die vom Gesetz erfassten Personen können sich teilweise nicht selbst vor Masern schützen, z. B. weil sie schwanger sind oder ein sehr schwaches Immunsystem haben. Ähnliches gilt für Personen in den vom Gesetz erfassten Gemeinschafts- und Gesundheitseinrichtungen. Sie alle sind darauf angewiesen, dass sich andere solidarisch verhalten und sich im Interesse der Allgemeinheit impfen lassen. Genau um diese soziale Solidarität ist es in Deutschland aber leider nicht so gut bestellt – in bestimmten Gruppierungen steht das eigene Ego so im Vordergrund, dass Trittbrettfahren nicht als moralisch fragwürdig wahrgenommen wird. Die Herdenimmunität, die „die anderen“ aufbauen, indem sie sich impfen lassen, nutzen diese Personen gerne für sich bzw. ihre Kinder, ohne sich selbst bzw. ihre Kinder den Unannehmlichkeiten einer Impfung auszusetzen. Diese „aktiven“ Impfgegner sowie weitere Gruppierungen wie Impfmuffel, die Impfungen „vergessen“ oder „verpassen“, o.ä. sind es, die eine gesetzliche Impfpflicht gegen Masern erforderlich gemacht haben.

Fake News über Viren

„Der Facebook-Konzern verschärft seinen Kampf gegen Corona-Falschmeldungen“ schrieb die Frankfurter Allgemeine Zeitung (FAZ) am 17. April 2020. „Wir werden Nutzern, die gefährliche Falschinformationen über Covid-19 geliked, darauf reagiert oder kommentiert haben, die wir seitdem entfernt haben, Nachrichten im News Feed anzeigen“ [2], heißt es in einer Mitteilung des Unternehmens. Diese Nachrichten verweisen die Nutzer auf eine Seite der WHO, auf der die Mythen rund um die Corona-Pandemie richtiggestellt werden. Google und Twitter haben ähnliche Maßnahmen ergriffen. Die aktuellen Maßnahmen gehen deutlich über das hinaus, was die sozialen Netzwerke zuvor gegen Falschinformationen über Impfungen unternommen haben.

Die Vizepräsidentin des Europaparlaments Katarina Barley sieht die sozialen Netzwerke insoweit in einer besonderen Verantwortung, als sich Informationen dort besonders schnell verbreiten. Vor dem Hintergrund der Bestrebungen bestimmter Gruppierungen, das Masernschutzgesetz zu umgehen bzw. auszuhebeln, wäre es wichtig, die sozialen Medien zu verpflichten, entsprechende Korrektur-Mitteilungen auch zum Thema Masern an die Nutzer zu senden sowie in Suchergebnissen mit Masern-Bezug ausschließlich Inhalte von Behörden oder seriösen Medien wiederzugeben und unter YouTube-Videos die Links zu offiziellen Informationen anzuzeigen.

Fragen und Antworten zum Masernschutzgesetz

Ein vor der Verabschiedung so heftig umstrittenes Gesetz hat natürlich eine Vielzahl von FAQs („Frequently Asked Questions“) aufgeworfen. Hier eine Auswahl [3]:

Sind die vorgesehenen Regelungen mit dem Grundgesetz (GG) vereinbar?

Das Bundesverwaltungsgericht hat sich bereits in einem Urteil vom 14. Juli 1959 – I C 170.56 – mit der Frage der Vereinbarkeit des Impfgesetzes vom 8. April 1874 mit dem Grundgesetz auseinandergesetzt. Damals ging es um eine Pockenschutzimpfung. Eine Impfpflicht wird bei besonders ansteckenden Krankheiten, die Leben und Gesundheit anderer Menschen schwer gefährden, als zulässig erachtet. Der Schutz der Gesundheit anderer Personen beziehungsweise der Allgemeinheit zur Abwehr von Seuchengefahren rechtfertigt dann den gesetzlichen Eingriff in die körperliche Unversehrtheit. Bei Masern handelt es sich um eine besonders gefährliche Infektionskrankheit. Die Personen in den vom Gesetzentwurf erfassten Gemeinschafts- und Gesundheitseinrichtungen können sich teilweise nicht selbst vor einer Maserninfektion schützen und sind darauf angewiesen, dass Menschen in ihrem engen Umfeld geimpft sind.

Welcher Nachweis muß nach dem Masernschutzgesetz erbracht werden?

Das Masernschutzgesetz sieht drei Möglichkeiten vor, wie Personen, die unter dieses Gesetz fallen, ihren Masernschutz nachweisen können:

1. eine Impfdokumentation darüber, dass der nach den Empfehlungen der STIKO altersgerechte Impfschutz besteht,
2. ein ärztliches Zeugnis über einen altersgerechten Impfschutz oder eine durch Labornachweis bestätigte Immunität (serologische Antikörperbestimmung) oder eine Befreiung von der Masernimpfung wegen einer medizinischen Kontraindikation,
3. die Bestätigung einer zuvor besuchten Einrichtung oder einer staatlichen Stelle, dass dort bereits ein entsprechender Nachweis vorgelegt wurde.

Grundsätzlich gilt: Anamnestische Angaben zu einer durchgemachten Erkrankung gelten nicht als beweisend, wenn nicht im Rahmen der akuten Erkrankung eine Laboruntersuchung beauftragt wurde, die die Infektion eindeutig belegt, denn: Masern sind mit anderen Erkrankungen leicht zu verwechseln, und die Genauigkeit einer klinischen Diagnose ist in Zeiten sinkender Maserninzidenz gering.

Bei unbekanntem Impfstatus empfiehlt die STIKO die Durchführung der empfohlenen Impfung(en) zum Aufbau eines Masernschutzes.

Was genau müssen Eltern für ihre Kinder nachweisen?

Alle betroffenen Kinder, die mindestens ein Jahr alt sind, müssen eine Masernschutzimpfung oder eine Masernimmunität nachweisen. Alle Kinder, die mindestens zwei Jahre alt sind, müssen mindestens zwei Masernschutzimpfungen nachweisen oder (zum Beispiel durch eine bereits durch die 1. Masernschutzimpfung erworbene) ausreichende Immunität gegen Masern. Die gesetzlichen Vorgaben orientieren sich an den Empfehlungen der STIKO. Wer wegen einer medizinischen Kontraindikation nicht geimpft werden kann, ist ausgenommen (§ 20 Absatz 8 Satz 4 IfSG).

Welche Kindertagespflegeeinrichtungen (Tagesmütter) sind betroffen?

Betroffen sind erlaubnispflichtige Kindertagespflegeeinrichtungen (§ 43 Absatz 1 SGB VIII). Das sind Tagesmütter, die ein oder mehrere Kinder außerhalb des Haushalts des Erziehungsberechtigten während eines Teils des Tages und mehr als 15 Stunden wöchentlich länger als drei Monate gegen

Entgelt betreuen. Alle Personen, die in diesen Einrichtungen betreut werden oder tätig sind, müssen die Impfungen nachweisen.

Für welche Gesundheitseinrichtungen gilt das Gesetz?

Krankenhäuser, Einrichtungen für ambulantes Operieren, Vorsorge- oder Rehabilitationseinrichtungen, in denen eine den Krankenhäusern vergleichbare medizinische Versorgung erfolgt, Dialyseeinrichtungen, Tageskliniken, Entbindungseinrichtungen, Behandlungs- oder Versorgungseinrichtungen, die mit einer der genannten Einrichtungen vergleichbar sind, Arztpraxen (auch Homöopathen), Zahnarztpraxen, Praxen sonstiger humanmedizinischer Heilberufe, Einrichtungen des öffentlichen Gesundheitsdienstes, in denen medizinische Untersuchungen, Präventionsmaßnahmen oder ambulante Behandlungen durchgeführt werden, ambulante Pflegedienste, die ambulante Intensivpflege in Einrichtungen, Wohngruppen oder sonstigen gemeinschaftlichen Wohnformen erbringen und Rettungsdienste.

Alle Personen, die in diesen Einrichtungen tätig sind, müssen die Impfungen nachweisen – auch wenn sie keinen direkten Kontakt zu Patienten haben. Patienten selbst sind nicht erfasst.

Ob ein bestimmter Teil einer Einrichtung zur Einrichtung zählt, hängt davon ab, ob diese Organisationseinheit so in die Einrichtung integriert ist, dass sie räumlich und organisatorisch (z. B. rechtlich unselbständig) als Teil der Einrichtung und nicht als selbständige Einrichtung anzusehen ist. Das ist insbesondere dann anzunehmen, wenn ein Kontakt mit den Patienten nicht auszuschließen ist.

Wie wird die Einhaltung der Masernimpfpflicht kontrolliert?

Die betroffenen Personen müssen der Leitung der jeweiligen Einrichtung gegenüber vor Beginn ihrer Betreuung oder ihrer Tätigkeit folgenden Nachweis vorlegen:

- einen Impfausweis oder ein ärztliches Zeugnis (auch in Form einer Anlage zum Untersuchungsheft für Kinder) darüber, dass bei ihnen ein Impfschutz gegen Masern besteht,
- ein ärztliches Zeugnis darüber, dass bei ihnen eine Immunität gegen Masern vorliegt oder sie aufgrund einer medizinischen Kontraindikation nicht geimpft werden können oder
- eine Bestätigung einer staatlichen Stelle oder der Leitung einer anderen vom Gesetz betroffenen Einrichtung darüber, dass ein Nachweis nach Nummer 1 oder Nummer 2 bereits vorgelegen hat.

Die oberste Landesgesundheitsbehörde oder die von ihr bestimmte Stelle kann auch bestimmen, dass der Nachweis nicht bei der Leitung der jeweiligen Einrichtung, sondern beim Gesundheitsamt oder einer anderen staatlichen Stelle vorgelegt werden muss. Die Behörde, die für die Erteilung der Erlaubnis nach § 43 Absatz 1 SGB VIII (Kindertagespflege) zuständig ist, kann bestimmen, dass vor dem Beginn der Tätigkeit der Nachweis ihr gegenüber zu erbringen ist.

Personen, die bei Inkrafttreten des Gesetzes bereits in den betroffenen Einrichtungen betreut werden oder tätig sind, müssen erst bis zum 31. Juli 2021 kontrolliert werden.

Personen in Kinderheimen und Gemeinschaftsunterkünften für Asylbewerber und Flüchtlinge müssen bereits vier Wochen untergebracht sein und haben der Leitung der jeweiligen Einrichtung innerhalb von vier weiteren Wochen oder, wenn sie am 1. März 2020 bereits betreut werden oder untergebracht sind, bis zum Ablauf des 31. Juli 2021 den Nachweis vorzulegen.

Was passiert, wenn ein Nachweis nicht vorgelegt wird?

Wer keinen Nachweis vorlegt, darf weder in den betroffenen Einrichtungen betreut, noch in diesen tätig werden. Ausgenommen sind Personen, die einer gesetzlichen Schul- oder Unterbringungspflicht unterliegen. Kinder, die unter zwei Jahre alt sind, müssen mindestens eine Masernschutzimpfung (oder eine Immunität gegen Masern) nachweisen und können dann aufgenommen werden. Kinder unter einem Jahr können ohne Nachweis aufgenommen werden.

Bei Personen, die bereits in den betroffenen Einrichtungen betreut werden oder tätig sind, und bei Personen in Kinderheimen und Gemeinschaftsunterkünften für Asylbewerber und Flüchtlinge muss das Gesundheitsamt informiert werden und im Einzelfall entscheiden, ob Tätigkeits- oder Betretensverbote ausgesprochen werden.

Was geschieht bei schulpflichtigen Kindern und unterbringungspflichtigen Personen?

Wenn der Nachweis bei einem Schul- oder Unterbringungspflichtigen nicht vorgelegt wird, muss die Leitung der jeweiligen Einrichtung unverzüglich das zuständige Gesundheitsamt informieren.

Dem Gesundheitsamt müssen personenbezogene Angaben übermittelt werden. Dabei gelten die allgemeinen datenschutzrechtlichen Bestimmungen (insbesondere Art. 32 Datenschutzgrundverordnung, DSGVO).

Wie geht es weiter, wenn die Gesundheitsämter benachrichtigt wurden?

Wenn der erforderliche Nachweis nicht innerhalb einer angemessenen Frist (mindestens zehn Tage) vorgelegt wurde, kann das Gesundheitsamt die nachweispflichtige Person zu einer Beratung einladen.

Unabhängig davon kann das Gesundheitsamt jeweils im Einzelfall entscheiden, ob nach Ablauf einer angemessenen Frist Tätigkeits- oder Betretensverbote ausgesprochen werden (außer bei schul- oder unterbringungspflichtigen Personen sowie im Falle eines Lieferengpasses der Impfstoffe) oder ob Geldbußen und ggf. Zwangsgelder ausgesprochen werden.

Widerspricht die Masernimpfpflicht nicht dem Rechtsanspruch auf einen Kitaplatz?

Nein. Wenn der Träger der öffentlichen Jugendhilfe einen bedarfsgerechten Betreuungsplatz nachweist, ist der Anspruch auf Förderung in Tageseinrichtungen und in der Kindertagespflege bereits durch diesen Nachweis erfüllt. Das gilt auch, wenn das Kind wegen des fehlenden Nachweises über die Masernschutzimpfungen nicht betreut werden kann.

Welche dienst- und arbeitsrechtlichen Folgen drohen?

Das Gesundheitsamt kann gegenüber einem einzelnen Beschäftigten ein Tätigkeitsverbot aussprechen. Die Folgen richten sich nach den jeweiligen vertrags-, dienst- oder arbeitsrechtlichen Grundlagen.

Wann werden Bußgelder verhängt?

Es liegt im Ermessen der zuständigen Behörde, ob sie ein Bußgeld verhängt. Die Leitung einer Einrichtung, die entgegen der gesetzlichen Verbote eine Person betreut oder beschäftigt oder im Falle einer Benachrichtigungspflicht die Gesundheitsämter nicht informiert, muss mit einem Bußgeld bis zu 2.500 EUR rechnen. Das gilt auch für Personen, die den Nachweis trotz Anforderung des Gesundheitsamtes nicht innerhalb einer angemessenen Frist vorlegen. Das Bußgeld kann in der Regel nur einmal verhängt werden.

Können sich vermögende Eltern durch eine Bußgeldzahlung von der Nachweispflicht „freikaufen“?

Neben oder alternativ zum Bußgeld kann auch ein Zwangsgeld in Betracht kommen. Insofern ist auch nach einer Bußgeldzahlung noch ein Druckmittel vorhanden.

Kann die Impfpflicht durch Zwang durchgesetzt werden?

Eine Zwangsimpfung kommt in keinem Fall in Betracht.

Müssen die Kosten für die Schutzimpfung selbst getragen werden?

Gesetzlich Versicherte haben Anspruch auf Schutzimpfungen. Dazu gehören auch die von der STIKO empfohlenen Schutzimpfungen gegen Masern.

Die Impfgegner geben nicht auf

Unmittelbar nach dem Beschluss des Masernschutzgesetzes im Bundestag berichteten die Medien über den Eingang zahlreicher Petitionen beim Bundesgerichtshof, mit denen besorgte Eltern sowie einzelne Ärzte die Aufhebung der Gesetzesnovelle verlangten unter Berufung auf die „körperliche Unversehrtheit des Kindes“. Es mutet schon befremdlich an, dass hier gerade jetzt gegen eine gut verträgliche, wirksame Impfung opponiert wird, die im Einzelfall vor der gefürchteten Masern-Enzephalitis schützt, während angesichts der Corona-Gefahr die gesamte Welt auf eine Schutzimpfung setzt, die es aber (noch) nicht gibt.

Die Reaktion der Bevölkerung auf öffentliche Impfempfehlungen ist – das lehrt die Erfahrung der Vergangenheit – völlig unberechenbar. Ein aktuelles Beispiel hierfür sind die jüngsten Entwicklungen im Zusammenhang mit der Corona-Epidemie. Nachdem Bundesgesundheitsminister Spahn der entsprechenden Risikogruppe (also: Menschen über 60 Jahre und Menschen mit chronischen Erkrankungen) die Pneumokokkenimpfung anlässlich eines seiner zahlreichen Medienauftritte empfohlen hatte, stieg die Nachfrage nach dieser Impfung in den Arztpraxen sprunghaft an. Diese Impfung wird als präventive Maßnahme schon lange empfohlen, wurde aber nicht so konsequent wie vorgesehen angenommen. Erst die Angst vor dem Corona-Virus und den möglicherweise fatalen Folgen einer zusätzlichen Superinfektion der geschädigten Lunge durch Pneumokokken konnte der Pneumokokkenimpfung zum diesjährigen Durchbruch verhelfen. Bisher sind nach Schätzungen des Robert Koch-Instituts (RKI) in Deutschland jährlich über 5.000 Menschen an einer Pneumokokken-Erkrankung verstorben.

Nun wartet Deutschland wie der Rest der Welt sehnsüchtig auf einen Corona-Impfstoff. Sollte tatsächlich eines Tages eine solche Impfung verfügbar sein, darf man gespannt sein, ob die Menschen sich dann auch impfen lassen werden – oder ob die Angst vor diesem Virus bis dahin längst vergessen ist und das Recht auf körperliche Unversehrtheit, die Angst vor Impfreaktionen und Nebenwirkungen, usw. wieder eine größere Rolle spielen als der Immunschutz durch Impfprävention.

Widerstand gegen die Masernimpfpflicht

Angelika Müller aus Augsburg ist seit gut zwei Jahrzehnten in der Impfgegnerszene aktiv. Begonnen hat sie mit einem Impfstammtisch, nachdem eines ihrer Kinder eine „schwere Nebenwirkung“ nach einer Impfung hatte, wie sie sagt. Die Stammtisch-Besucher sind ihrer Einschätzung zufolge nicht etwa

„echte Hardcore-Impfgegner", sondern eher besorgte Eltern, die Angst vor Impfungen haben, weil ihre Kinder sehr viele Allergien haben [4].

Als sich 2019 das Masernschutzgesetz aus dem Haus von Gesundheitsminister Jens Spahn „zusammengebraut hat", wie Müller sich ausdrückt, entstand die „Initiative freie Impfentscheidung" mit inzwischen knapp 3.000 Mitgliedern. Dieser Verein unterstützt vier Familien aus vier Bundesländern, die im März 2020 Verfassungsbeschwerde in Karlsruhe erhoben haben. Die Eltern sehen die Masernimpfpflicht als Eingriff in das Grundrecht ihrer Kinder auf körperliche Unversehrtheit und in das Elternrecht auf Erziehung. Angelika Müller sagt, viele Eltern wollten selbst bestimmen, wann genau ihr Kind geimpft wird und wie oft.

Der Bayreuther Verfassungsrechtler Stephan Rixen vertritt zusammen mit einem Stuttgarter Rechtsanwalt diese vier Familien sowie zwei Ärzte, die ebenfalls Verfassungsbeschwerde erhoben haben, weil sie das Verhältnis von Arzt und Patient durch die Impfpflicht beeinträchtigt sehen. Rixen erklärt: „Eine Pflicht, hinter der massiver staatlicher Zwang steht, kann nur in Frage kommen, wenn ernsthaft geprüft wurde, dass mildere Maßnahmen nutzlos sind". Der Jurist verweist auf die Chancen von Apps zur Erinnerung an die oft vergessene zweite Masernimpfung oder aufsuchende Impfangebote in Schulen und Kitas. Derlei Angebote sieht das Masernschutzgesetz ebenfalls vor. Außerdem dürfen künftig alle Ärzte außer Zahnärzten impfen.

In Analogie zu der Elterninitiative gibt es seit 2006 auch einen Verein „Ärzte für individuelle Impfentscheidung", die – so ihr Vorstand Steffen Rabe – versuchen zu „verhindern, was jetzt eingetreten ist: dass die verantwortungsvolle Entscheidung ausgehebelt wird". Der Kinderarzt aus München berät nach eigenen Angaben Familien „von Flensburg bis Mailand" telefonisch zum Impfen. Er bezeichnet sich selbst als einen „vehementen Gegner der Impfpflicht, aber nicht etwa einen Gegner der Masernimpfung". Er argumentiert, bei den Masern herrsche keinerlei Notsituation, vielmehr sei ein Schreckgespenst aufgebaut worden, das sich in der Epidemiologie nicht widerspiegele.[4] Neben der juristischen Schiene verfügen die Verfechter der „freien Impfentscheidung" über ein reich bestücktes Repertoire von Mitteln, das Gesetz zu unterlaufen. Längst entstehen nach Angaben von Angelika Müller über soziale Netzwerke Gruppen, die reihum und jeweils nur für wenige Stunden unentgeltlich Kinder betreuen. Damit entfällt für diese Kinder die Verpflichtung zur Masernimpfung, denn: Für Kinder, die bei einer Tagesmutter betreut werden, gilt die Pflicht nur, wenn diese gegen Bezahlung und in größerem zeitlichem Umfang arbeitet.

Der Bund der Freien Waldorfschulen bezeichnet die Impfpflicht als Entmündigung. Pädagogen in Kindergärten und Schulen seien nicht dafür geschult, medizinische Dokumente zu prüfen. Für kleinere Einrichtungen sei der Verwaltungsaufwand nicht zu schaffen. Der Sprecher des Bundes kündigte aber an: „Selbstverständlich kommen die Waldorfschulen den gesetzlichen Verpflichtungen nach, was in diesem Fall bedeutet, dass sie die Nachweise verlangen." Kitas und Schulen müssen dem Gesundheitsamt die Daten von nicht Geimpften melden, sodass das Amt dann entsprechende Anordnungen verfügen kann.

Die oben beschriebenen Aktivitäten gegen das Masernschutzgesetz kommen keineswegs völlig überraschend. Eine Reihe von Fachleuten wie beispielsweise auch der RKI-Präsident Lothar Wieler hatten mehrfach darauf hingewiesen, dass eine Impfpflicht auch kontraproduktiv sein könne. So zeigte eine Studie der Universität Erfurt, dass impfkritische Personen bei Einführung von Pflichtimpfungen aus Trotz andere, freiwillige Impfungen nicht mehr wahrnehmen.

8 Corona-Impfung – Beginn einer neuen Ära der Impfstoffentwicklung

8.1 Einführung

Am 27. Januar 2020 war die erste Corona-Infektion in Deutschland offiziell bekannt geworden. Seitdem wurden mehr als 1,6 Millionen Infektionen registriert. Bis zum 27. Dezember 2020 starben laut Robert Koch-Institut (RKI) in Deutschland 29.778 mit Covid-19 infizierte Menschen.

Die zunehmende Ausbreitung des Virus verlangt ein diszipliniertes soziales Verhalten, das von Kontaktminimierung und Mobilitätsbeschränkung geprägt ist. In dieser Pandemie, die die Bevölkerung nun bereits über zwölf Monate unter Sars-CoV-2 leiden ließ, haben die Menschen einen wirksamen, sicheren Impfstoff heiß herbeigesehnt. Inzwischen haben wir nach atemberaubend kurzer Entwicklungszeit gleich mehrere davon zur Hand.

Die Impfziele, die im neuesten Epidemiologischen Bulletin des RKI nachzulesen sind, scheinen damit in Reichweite zu kommen: In erster Linie gilt es, schwere Verläufe und Todesfälle durch die Corona-Infektion zu verhindern, wobei die hochgradig gefährdeten Menschen über 80 Jahren (und ihre Betreuer) Vorrang haben.

Ein weiteres Ziel ist die Aufrechterhaltung der staatlichen Funktionen und des öffentlichen Lebens.

8.2 Wenn ein Impfstoff zum Heilsbringer wird

Haben wir zu Beginn der Pandemie in Deutschland noch geglaubt, wir kämen mit dem „AHA-Konzept“ (Abstand, Hygiene, Alltagsmaske) ganz gut durch die Krise und könnten statt der Null-Toleranz-Strategie weiterhin den Mittelweg beschreiten, stand bereits im April 2020 die Parole „Durchhalten bis zur Impfung“ fest. Nach der „Sommerpause“ stieg die Zahl der Infizierten, die Zahl der Toten nahm zu. Die Lage war nicht mehr unter Kontrolle und führte uns vor Augen, wie wichtig, ja geradezu alternativlos ein Impfstoff gegen diesen gefährlichen Erreger ist.

Man fühlte sich zurückversetzt in die Zeit von Behring und Koch, als noch keine Schutzimpfungen verfügbar waren und die Ärzte todbringenden Erregern völlig hilflos gegenüber standen. Im Unterschied zu damals erwartet die Welt heute von einem Corona-Impfstoff allerdings weit mehr als die Eindämmung einer Infektionskrankheit. Diese Vakzine soll darüber hinaus den Weg aus der globalen Wirtschaftskrise weisen. Sie soll in vielen Bereichen die Rückkehr in ein Leben ermöglichen, wie wir es vor Ausbruch der Pandemie gewohnt waren.

Und so wird am Ende dieser einjährigen Achterbahnfahrt die Zulassung eines wirksamen Impfstoffes enthusiastisch gefeiert, wird die erste Corona-Impfung wie eine Erlösung von allen Übeln dieser Seuche empfunden.

Bundespräsident Steinmeier spricht in seiner Weihnachtsansprache 2020 vom „langersehnten Licht am Ende des Tunnels“ und davon, dass wir dem Ende der Krise näher kämen. In ihrer Neujahrsansprache bezeichnet die Bundeskanzlerin Angela Merkel die Corona-Pandemie als eine „politische, soziale, ökonomische Jahrhundertaufgabe“. Hoffnung für das kommende Jahr mache ihr der nun verfügbare Impfstoff gegen das Virus.

Diese hohe Erwartungshaltung baut bei allen, die an der Erforschung, Zulassung und Anwendung des Impfstoffes beteiligt sind, einen immensen Druck auf. Abgesehen davon, dass alles möglichst schnell gehen soll und ein internationaler Wettlauf um den Impfstoff begonnen hat, kommen zunehmend kritische Fragen auf:

- Kann die „gerechte" Verteilung der verfügbaren Dosen weltweit garantiert werden?
- Lassen sich dabei Profitgier und wirtschaftliche Machtbestrebungen zugunsten humanitärer Aspekte in den Griff bekommen?
- Wie lässt sich ein solches globales Mammut-Impfprojekt finanzieren?
- Wie erreicht man in Ländern, die schon bei lange etablierten Impfungen ein Problem mit der Impfbereitschaft ihrer Bevölkerung haben, die für die Eindämmung der Pandemie erforderlichen Durchimpfungsraten?
- Lässt sich die Sicherheit eines in ungewöhnlich kurzer Zeit neu entwickelten Impfstoffes überhaupt zuverlässig kommunizieren?

Die europäischen Länder sind sich einig, dass es keine Impfpflicht geben soll. Bleibt zu hoffen, dass das Corona-Impfangebot auch von genügend Menschen angenommen wird und dass nicht wieder das Grundrecht des Individuums zu Lasten des Gemeinwohls strapaziert wird.

Die Impfung kann die in sie gesetzten hohen Erwartungen nur erfüllen, wenn sie breite Anwendung findet – national, international und global.

8.3 Der neue mRNA-Impfstoff

Die mRNA-Covid-19-Vakzine ist die erste ihrer Art, die am Menschen eingesetzt wird. Die „Botenstoff-Technologie" an sich ist allerdings nicht neu, es lagen bereits Daten aus klinischen Prüfungen mit therapeutischen RNA-Tumorimpfstoffen vor, bevor die Entwicklung einer Virus-Vakzine mit dieser Technologie begonnen wurde.

Das Prinzip: der Impfstoff beinhaltet einen Teil des Virus-Erbmaterials, das über die Impfung in die Körperzellen gelangt. Die humanen Zellen können anhand des genetischen Bauplans entsprechende Oberflächenstrukturen des Virus herstellen. Auf diese „fremden" Proteine reagiert das menschliche Immunsystem dann mit der Produktion spezifischer Antikörper. Infiziert sich der Geimpfte mit dem Corona-Virus, so erkennt sein Abwehrsystem den Erreger und kann ihn gezielt bekämpfen.

Die Furcht vor einer genetischen Manipulation der menschlichen Körperzellen durch diesen mRNA-Impfstoff gilt insofern als unbegründet, als die Wirkstoffe der mRNA-Impfstoffe ungefährliches Erregerprotein oder Erbinformation für den Bauplan solcher Erregereiweiße darstellen. Diese werden im menschlichen Körper relativ schnell abgebaut, und auch ihre Verteilung im Körper des Menschen ist relativ begrenzt.

Verständlicherweise wird der neue Corona-Impfstoff besonders skeptisch beobachtet, weil es sich bei der mRNA-Technologie um eine in der Impfstoffherstellung neue Produktionsmethode handelt und die Entwicklungs- und Erprobungszeit verglichen mit herkömmlichen Impfstoffproduktionen deutlich kürzer war.

Die Prüfung der Nebenwirkungen durch die Europäische Arzneimittelagentur EMA hat bisher lediglich die von anderen Impfstoffen hinreichend bekannten Erscheinungen wie Schmerzen an der Einstichstelle, Müdigkeit, Kopfschmerzen und Fieber aufgedeckt. Dieses Ergebnis basiert auf ca. 18.000 Impfungen, deren Folgen in rund 10.000 Fällen länger als zwei Monate nachverfolgt wurden.

Weltweit wurden bisher sieben schwere allergische Reaktionen bei 1,5 Millionen verimpften Dosen registriert. Nach EMA-Angaben traten allergische Reaktionen bisher nicht in Europa, sondern nur und offensichtlich sehr vereinzelt in Amerika auf. Insgesamt kam die EMA-Prüfung zu dem Schluss, dass es sich bei dem Biontech-Impfstoff um einen sehr wirksamen, gut verträglichen Impfstoff handelt. Selbstverständlich begleitet die EMA die Impfungen fortlaufend weiter, um andere, auch möglicherweise sehr seltene Nebenwirkungen zu erfassen und zu dokumentieren.

Es wäre wissenschaftlich nicht seriös und damit nicht vertretbar, die Möglichkeit auch schwerer Komplikationen bei einem neu entwickelten Impfstoff nach so kurzer Beobachtungszeit ausschließen zu wollen. Zum jetzigen Stand der Forschung und Entwicklung kann man nur feststellen, dass die bisher im Rahmen der klinischen Prüfung beobachteten Nebenwirkungen nicht schwerwiegend waren, dass allerdings noch keine Aussage über Langzeitwirkungen getroffen werden kann.

Wer sich für eine Impfung entscheidet, trifft die Entscheidung, ein großes Risiko, nämlich das einer Corona-Infektion mit möglicherweise schwerem Verlauf, gegen ein kleines Risiko, nämlich das etwaiger Impfnebenwirkungen einzutauschen.

8.4 EMA-Zulassung statt nationaler Notfallgenehmigung

Der Druck, angesichts steigender Infektionszahlen und drohender Überlastung der Intensivstationen in deutschen Kliniken möglichst rasch einen wirksamen Covid-Impfstoff zur Verfügung stellen zu können, war von Anfang an extrem hoch. Das Bundesgesundheitsministerium hat sich – anders als Amerika und Großbritannien – aller entsprechenden Kritik zum Trotz, dennoch nicht für eine Notfallzulassung im nationalen Alleingang entschieden, sondern für die Zulassung durch die Europäische Arzneimittel-Agentur (EMA), im Einklang mit allen europäischen Mitgliedstaaten.

In einem waren sich die verantwortlichen Politiker einig: Der als gründlich bekannte deutsche Bürger möchte lieber sicher als schnell geimpft werden. Der „safety first"-Gedanke sollte zwei denkbare Szenarien verhindern: Zum einen müssen sich Pflegekräfte, die mit der Betreuung der über 80-jährigen betraut sind und mit dieser Hochrisikogruppe auf Platz 1 der Impfprioritätenliste stehen, nicht als Versuchskaninchen fühlen. Zum anderen kann die Regenbogenpresse nicht ganz so leicht einen direkten Zusammenhang zwischen der Impfung und dem kurz darauf zufällig eintretenden Herztod eines Hochbetagten herstellen, wenn die EMA den Impfstoff im ordentlichen Zulassungsverfahren geprüft hat und nicht schon mit Notfallzulassung geimpft wird. Wenn Europa also später impft als beispielsweise Großbritannien und Amerika, so ist das nicht die Folge nonchalanter behördlicher Langsamkeit, sondern vielmehr der peniblen Prüfungsarbeit der EMA geschuldet. Die darin investierte Zeit sollte als gut investiert verbucht werden. Die Tatsache, dass die EMA letztendlich bereits am 21. Dezember 2020 statt am 29. Dezember 2020 in einer Sondersitzung den Impfstoff freigegeben hat, ist Presseberichten zufolge einer Initiative der Bundesregierung zu verdanken.

8.5 Impfung „der Reihe nach“

Es war vorauszusehen, dass nach Zulassung eines Impfstoffes auch die Regelung der Impfreihenfolge nicht ohne heiße Debatten erfolgen würde. Am 17. Dezember 2020 gab es im Bundestag Streit über die geplante Verordnung des Bundesgesundheitsministeriums zur Priorisierung der Covid-Vakzine. Die FDP-Fraktion sowie Vertreter der Grünen und Linkspartei verlangten, die Priorisierung dürfe nur vom Deutschen Bundestag entschieden werden und beriefen sich dabei auf ein vielbeachtetes Positionspapier zur Impfstoffverteilung, das Anfang November von der STIKO, dem Deutschen Ethikrat und der Nationalen Akademie der Wissenschaften Leopoldina vorgelegt wurde. Darin heißt es, um „verbindlich zu gelten“, bedürfe eine Priorisierung von Bevölkerungsgruppen „aus ethischen wie verfassungsrechtlichen Gründen einer hinreichend präzisen Regelung“. Für die CDU stellte der Gesundheitspolitiker Rudolf Henke fest: „Wir haben ein Gesetz“ und verwies auf das dritte Bevölkerungsschutzgesetz, das Mitte November 2020 von Bundestag und Bundesrat beschlossen worden war.

Dieses Gesetz sieht unter anderem vor, dass Krankenversicherte und Nichtversicherte gleichermaßen Anspruch auf „bestimmte Schutzimpfungen“ gegen das Coronavirus haben, sofern diese verfügbar sind. Dies gelte insbesondere dann, wenn Bürger „aufgrund ihres Alters oder Gesundheitszustandes ein signifikant erhöhtes Risiko für einen schweren oder tödlichen Krankheitsverlauf haben, wenn sie solche Personen pflegen, oder wenn sie in zentralen Bereichen der Daseinsvorsorge und für die Aufrechterhaltung zentraler staatlicher Funktionen eine Schlüsselstellung besitzen.“

Die Details soll diesem Gesetz zufolge eine Rechtsverordnung des Bundesgesundheitsministeriums regeln. Da auch der Gesetzentwurf der FDP die Möglichkeit offenlässt, dass das Gesundheitsministerium die Details der Priorisierung per Verordnung regelt, stellte Henke fest, dass der Streit sich nur um „Zweckmäßigkeiten“ des Ablaufs drehe, nicht aber – wie die FDP anführe – um verfassungsrechtliche Grundlagen.

Unstrittig ist, dass Ärzte selbstverständlich nicht in einer unsicheren Rechtslage mit den Impfungen beginnen können, und dass Ärzte auch nicht individuell darüber entscheiden dürfen, wer in welcher Reihenfolge geimpft werden soll. Ebenso unstrittig ist aber auch, dass ein neues Gesetzgebungsverfahren den Impfbeginn für die Hochrisikogruppen verzögern würde, was wiederum in Anbetracht der angespannten Lage im Bereich Intensivmedizin unserer Kliniken ethisch nicht zu vertreten wäre.

8.6 Impf-Priorisierung als ethisches Dilemma

Während führende Politiker noch mit Kompetenzstreitigkeiten beschäftigt sind, gerät die Pandemie außer Kontrolle. Namhafte Intensivmediziner wie Prof. Bernhard Zwißler, Generalsekretär der Deutschen Gesellschaft für Anästhesiologie und Intensivmedizin, stufen die Lage auf den Intensivstationen der deutschen Krankenhäuser als kritisch ein [34], nicht zum ersten Mal.

Zum Glück verfügen wir jetzt über eine wirksame Impfung gegen das Corona-Virus, aber wir haben ein Dilemma: Es gibt 83 Millionen Deutsche, aber nur wenige Millionen Impfdosen in den ersten Monaten. Die Frage lautet also: Wer wird geimpft, wer bleibt weiterhin dem hohen Infektionsrisiko ausgesetzt?

Die Ständige Impfkommission (STIKO) am Robert Koch-Institut hat empfohlen, zuerst Senioren über 80 Jahre, Bewohner in Pflegeheimen, medizinisches Personal mit Schwerpunkt bei der Behandlung von Covid-19-Erkrankten und Altenpflegekräfte zu impfen. Das sind 8,6 Millionen: Wahrscheinlich reichen die derzeit vorrätigen Impfdosen (Stand: Januar 2021) noch nicht einmal für alle von ihnen.

Neben dieser Hochrisikogruppe gibt es den Personenkreis der unter 60-Jährigen mit Vorerkrankungen, die das Risiko für eine Coronainfektion deutlich erhöhen. Diese Menschen wurden von der Impfkommission nicht etwa vergessen. Vielmehr haben Untersuchungen gezeigt, dass Menschen über 80 Jahre statistisch ein viel höheres Sterberisiko haben als Menschen mit Vorerkrankungen. „Statistisch gesehen" ist aber nicht zwingend auch ethisch korrekt. Warum also wird nicht jeder Mensch im Rahmen der Priorisierung individuell beurteilt?

Die Antwort liefert die praktische Durchführung der Impfung in den Impfzentren: Es ist effizienter, das Geburtsdatum auf dem Personalausweis zu überprüfen, als von jedem Impfling die Diagnose in einem ärztlichen Attest einzulesen und das Attest mit der betreffenden Person abzugleichen. Die derzeit in den Impfzentren installierte EDV gibt ein solches Vorgehen gar nicht her. Die STIKO konnte das ethische Dilemma umgehen, musste nicht zwischen Effizienz und individueller Betroffenheit abwägen, weil die Ältesten unserer Gesellschaft das größte Risiko haben. „Ich bin sehr zufrieden, dass die ethische Forderung nach Schutz der Schwächsten mit dem größten Nutzen zusammenfällt", sagt der Vorsitzende der Impfkommission, Thomas Mertens.

Allerdings: Die Altersschwächsten, nämlich Kinder mit schweren Krankheiten, bekommen vorerst gar keinen Impfstoff. Denn der Impfstoff wurde nicht an Kindern erprobt, weil man sie dem Risiko nicht aussetzen wollte, und er wurde dementsprechend erst ab 16 Jahren zugelassen. Kindern mit schweren Herzfehlern oder Trisomie 21, die ein stark erhöhtes Corona-Risiko haben, kommen somit in den Priorisierungsgruppen der STIKO gar nicht vor. „Da muss man überlegen, ob man sie vielleicht Off-Label impft"[16], sagte Martin Terhardt, Kinderarzt in Berlin und Mitglied der Covid-Arbeitsgruppe der Impfkommission. In praxi bedeutet das für die Eltern, dass sie auf jeglichen Haftungsanspruch verzichten und das Beste hoffen. Sie haben das Dilemma damit ganz auf ihrer Seite...

8.7 Größte Impfaktion in der Geschichte Deutschlands

Am 29. Dezember 2020 konnte die größte Impfaktion der Geschichte Deutschlands mit der Impfung besonders gefährdeter Menschen in Pflege- und Seniorenheimen starten – deutlich früher, als ursprünglich zu erwarten war. Bundesgesundheitsminister Jens Spahn rief zu einem „nationalen Kraftakt" im Kampf gegen die Corona-Pandemie auf und bezeichnete den Impfstoff als den „entscheidenden Schlüssel, diese Pandemie zu besiegen" und „unser Leben zurückbekommen zu können." Lothar Wieler, Präsident des RKI, bezeichnete den Impfstoff als „entscheidenden Gamechanger". Der Vergleich mit einer Schachpartie suggeriert eine spielerische Leichtigkeit, die in dieser Krise nicht angebracht ist. Die rund 30.000 Toten, die in Deutschland seit dem Frühjahr 2020 auf das Konto dieses Erregers gehen, sind mehr als ein verlorener Spielzug. Ob der Mensch dank des Impfstoffs letztlich den Kampf gegen das Virus gewinnt, ist keineswegs garantiert – das hängt von zu vielen Imponderabilien ab:

- Ist der Impfstoff nachhaltig?
- Wirkt die Vakzine auch gegen Virus-Mutanten?

[16] ohne Zulassung

- Ist die Impfbereitschaft ausreichend hoch für den Aufbau einer Herdenimmunität?
- Können wir die immensen logistischen und organisatorischen Herausforderungen dieser Mammutimpfaktion meistern?
- Wie lange ist die Bevölkerung bereit, die Belastungen des harten Lockdowns zu ertragen, der momentan als flankierende Maßnahme der Impfaktion alternativlos erscheint?

Von Anfang an war klar, dass diese Impfaktion kein Sprint, sondern ein Marathon werden würde. Bleibt zu hoffen, dass alle Verantwortlichen, alle Beteiligten und alle Betroffenen genügend Durchhaltevermögen haben, um diese Aufgabe zu stemmen.

Literatur

[1] Wichmann, O.: Aspekte und Herausforderungen bei der Entwicklung von Impfempfehlungen & aktuelle Standardvorgehensweise der Ständigen Impfkommission (STIKO). Präsentation des Fachgebiets Impfprävention am RKI. https://www.rki.de/DE/Content/Infekt/Impfen/Workshops/Downloads_2015/NatSymp_Jan2015_01.pdf?__blob=publicationFile, abgerufen am 26.3.2018

[2] DAK. Impfkalender 2020. https://www.dak.de/dak/download/impfkalender-2018-1716354.pdf, abgerufen am 20.12.2020. DAK Gesundheit. Nagelsweg 27–31. 20097 Hamburg.

[3] Robert Koch-Institut. Impfquoten ausgewählter Schutzimpfungen in Deutschland. Epid Bull 1/2018. S. 7

[4] Wicker, S. et al.: Deutsches Ärzteblatt Int. 2009;106(36):567–72: http://dx.doi.org/10.3238/aerztebl.2009.0567.

[5] WHO Measles [zitiert 29. August 2015]: Verfügbar unter: http://www.who.int/mediacentre/factsheets/fs286/en/.

[6] Moss, W.J., Griffin, D.E.: Measles. Lancet Lond Engl 14. Januar 2012;379(9811):153–64.

[7] Measles_Rubella_StrategicPlan_2012_2020.pdf. [zitiert 20. August 2015]: Verfügbar unter: http://www.unicef.org/immunization/files/Measles_Rubella_StrategicPlan_2012_2020.pdf.

[8] European Vaccine Action Plan 2015- 2020 - WHO_EVAP_UK_v30_ WEBx.pdf. [zitiert 16. September 2015]: Verfügbar unter: http://www. euro.who.int/__data/assets/pdf_file/0007/255679/WHO_EVAP_UK_ v30_WEBx.pdf?ua=1#.

[9] STIKO Änderung der Empfehlung zur Impfung gegen Masern. Epidem. Bull. 2010, 32: 315–322.

[10] Nationale Konferenz zum Stand der Elimination der Masern und Röteln in Deutschland am 11. Dezember 2014 in Berlin. Epid. Bull. Nr. 10, 9. März 2015.

[11] Impfquoten bei der Schuleingangsuntersuchung in Deutschland 2016 Epid. Bull. 16/2018, 152–156.

[12] Rieck, T., Feig, M., Siedler, A., Wichmann, O.: Aktuelles aus der KV-Impfsurveillance – Impfquoten ausgewählter Schutzimpfungen in Deutschland. Epid. Bull. 2018;1:1–14 – visualisiert auf www.vacmap.de.

[13] Jilg, W.: Schutzimpfungen in medizinischen Einrichtungen. Krankenhaushygiene up2date 7, 21–35, 2012.

[14] Hviid, A. et al.: Measles, Mumps, Rubella Vaccination and Autism: A Nationwide Cohort Study. Ann Intern Med. 2019 Mar 5. doi: 10.7326/M18-2101.

[15] Sack, A.: Hygieneschulung im Gesundheitswesen. Modul in Loseblattsammlung: Impfungen. Behr‘s Verlag. 2021 (im Druck).

[16] STIKO Empfehlungen der Ständigen Impfkommission beim Robert Koch-Institut: 2018/2019: Epid. Bull. 2018, 34: 125–130.

[17] STIKO Überprüfung der Impfempfehlung für eine einmalige Pertussis(ap)-Impfung im Erwachsenenalter. Epid. Bull. 2019, 15: 125–130.

[18] STIKO Mitteilung der Ständigen Impfkommission beim Robert Koch-Institut: Wissenschaftliche Begründung für die Angleichung der beruflich indizierten MMR- und Varizellen-Impfung. Epid. Bull. 2020, 2: 3–26.

[19] Präventionsgesetz (PrävG.) vom 24.07.2015. Gesetz zur Stärkung der Gesundheitsförderung und der Prävention. BGBl.2015, Teil I Nr. 3, S. 1368–1379.

[20) Jackson, M.L., Chung, J.R., Jackson, L.A. et al.: Influenza Vaxxine Effectiveness in the United States during the 2015–2016 Season. August 10,2017. N Engl J Med 2017;377(6):534–543.

[21] Salgado, C.D., Farr, B.M., Hall, K.K., Hayden, F.G.: Influenza in the acute hospital setting, Lancet infect Dis. 2002;2(3):145–55.

[22] Taylor, G., Mitchell, R., McGeer, A. et. al.: Helthcare-associated influenza in Canadian hospitals from 2006 to 2012. Infect Control Hosp Epidemiol. 2014;35(2):169–75.

[23] Mitchell, R., Taylor, G., McGeer, A., et al.: Understanding the burden of influenza infection among adults in Canadian hospitals: a comparison of the 2009–2010 pandemic season with the prepandemic and postpandemic season. Am J Infect Control. 2013;41(11):1032–7.

[24] Huzly, D., Kurz, S., Ebner, W., Dettenkofer, M., Panning, M.: Characterisation of nosocomial and community-acquired influenza in a large university hospital during two consecutive influenza season. J. Clin Virol. 2015;73;47–51

[25] Ridgway, J.P., Bartlett, A.H., Garcia-Houchins, S., et. al.: Influenza among afebrile and vaccinated healthcare workers. Clin Infect Dis. 2015;60(11):1591–5.

[26] Panning, M.: Epidemiologie nosokomialer Influenza-Fälle in einem Universitätskrankenhaus, 2012–2014 Mikrobiologie 2017, 26 Jg., 93–96

[27] Elder, A.G., O'Donell, B., McCruden, E.A., Symington, I.S., Carman, W.F.: Incidence and recall of influenza in a cohort of Glasgow healthcare workers during the 1993–4 epidemic: results of serum testing and questionnaire. BMJ. 1996;313(7067):1241–2.

[28] Bundesgesetzblatt: „Gesetz für den Schutz vor Masern und zur Stärkung der Impfprävention (Masernschutzgesetz) vom 10. Februar 2020",https://www.bgbl.de/xaver/bgbl/start.xav?startbk=Bundesanzeiger_BGBl&start=//*[@attr_id=%27bgbl120s0148.pdf%27]#__bgbl__%2F%2F*%5B%40attr_id%3D%27bgbl120s0148.pdf%27%5D__1588697226897, Abruf vom 05.05.2020.

[29] Facebook verschärft Kampf gegen falsche Virus-Nachrichten", in: Frankfurter Allgemeine Zeitung, Nr. 90, 17. April 2020, S. 20.

[30] Sämtliche FAQs sind der offiziellen Website des Bundesministeriums für Gesundheit (BMG) entnommen: https://www.bundesgesundheitsministerium.de/impfpflicht/faq-masernschutzgesetz.html, abgerufen am 11.5.2020.

[31] Fritzen, Florentine: „Angst vor der Impfung. Seit dieser Woche müssen Schüler und Kindergartenkinder nachweisen, dass sie gegen Masern geschützt sind. Eltern und Ärzte gehen dagegen vor.", in: Frankfurter Allgemeine Zeitung, Nr. 10, 08. März 2020, S. 5.

[32] Ballies, U.: Hygienepraxis im Gesundheitswesen. Kapitel III.1 Personalhygiene und Händehygiene. Loseblattwerk. Behr's Verlag 2021.

[33] Ballies, U.: Hygienepraxis im Gesundheitswesen. Kapitel V.1 Gesetzliche Grundlagen. Loseblattwerk. Behr's Verlag 2021.

[34] Frankfurter Allgemeine Sonntagszeitung. Interview am 13.12.2020, Nr. 50, S. 2.

[35] Frankfurter Allgemeine Zeitung am 19.12.2020, Nr. 29, S. 2.

[36] Frankfurter Allgemeine Zeitung am 06.01.2021, Nr. 4, S. 15.

[37] Frankfurter Allgemeine Zeitung am 05.01.2021, Nr. 3, S. 2.

[38] Frankfurter Allgemeine Zeitung am 06.01.2021, Nr.4, 1 D 1.

[39] Presse- und Informationsamt der Bundesregierung. Beschluss der Videoschaltkonferenz der Bundeskanzlerin mit den Regierungschefinnen und Regierungschefs der Länder am 5. Januar 2021. Nr. 4/2020.

[40] Frankfurter Allgemeine Zeitung am 08.01.2021, Nr.6, S. 8.

[41] Reuters Nachrichtenagentur: Bund – Bei Lockerungen droht längerer Lockdown. 7.1.2021 https://www.reuters.com/article/virus-deutschland-idDEKBN29C1PO, abgerufen am 14.1.2021.

[42] Frankfurter Allgemeine Zeitung am 08.01.2021, Nr.6, S. 4.